Petra Hollweg | Dr. med. Wolfram Schwarz

Fernöstliche Heilkunst
für die Seele

Natürliche Selbsthilfe
bei Krisen und Verstimmungen

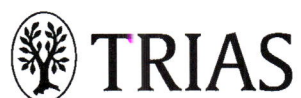
TRIAS

Inhalt

Den Blick weiten   4

*Wenn der Seelenballast
überhandnimmt*   5
Eine angstbesetzte Diagnose   5
Ein anderer Blickwinkel   6
Die Lebensenergie Qi   6
Über dieses Buch   7

Was macht die TCM anders?   8
Ein energetischer Fingerabdruck   8
Das Etiketten-Problem   9
TCM – die persönliche Therapie   9
Gemeinsam zum Ziel   10
Fünf Säulen der
Chinesischen Medizin   10
Wissen, das stark macht   11

**Stress, Angst und
Depressionen aus
westlicher Sicht**   12

Plötzlich ist die Seele überfordert   13
Warum ist die Seele so labil?   13

Stress – der Feind in uns   15
Was ist Stress?   15
Stress, lass nach   17
Die Stressanalyse   18

Angst   19
Die fünf Angststörungen   19
Raus aus der Angst   21

Depressionen   22
Formen der Depression   22
Symptome der Depression   23
Ursachen von Depressionen   24
Behandlung von Depressionen   25

**Stress, Angst und
Depressionen aus
östlicher Sicht**   26

*Zwei wichtige Prinzipien
der Chinesischen Medizin*   27
Yin und Yang und
die Wandlungsphasen   28
Das Prinzip Yin und Yang   28
Das Prinzip der fünf
Wandlungsphasen   30
Die Reihenfolge
der Hervorbringung   31
Fünf Elemente,
fünf Wandlungsphasen   32
Die Reihenfolge der Kontrolle   39
Die Harmonie des Kreislaufs   40

Stress aus chinesischer Sicht   41
Holz – Frustration und Ärger   41
Metall – Dünnhäutigkeit
und Mitleiden   42

Angst aus chinesischer Sicht   43
Wasser – tiefe Angst und Schock   43
Erde – Grübeln und Befürchtung   45
Holz – Panikattacken durch
Ärger und inneren Druck   46

*Depressionen aus
chinesischer Sicht*   49
Holz – Frust und Blockade   50
Erde – Erschöpfungsdepression   51
Metall – Rückzug in die Trauer   53

Welcher Energie-Typ sind Sie?   58

Welche Elemente beeinflussen Sie am meisten?   59
So machen Sie den Test   59
Testauswertung   71

Therapie der Elemente   78

Der Gesundheitskompass   79
Aus tiefster Seele   79
Halten Sie inne!   80

Hinweise zur Verwendung der Chinesischen Medizin   81
Das Wichtigste über Akupressur   81
Tipps zur Chinesischen Ernährungslehre   82
Das Wichtigste über Heilkräuter und Tees   84
Anregungen für die Bewegungstherapie   85

Therapie des Holz-Typs   86
Akupressur   86
Ernährung   89
Heilkräuter und Tees   91
Bewegung und Meditation   96
Tipps für die Seele   98
Kombination Holz-Typ und Erde-Typ   100

Therapie des Feuer-Typs   102
Akupressur   102
Ernährung   104
Heilkräuter und Tees   106
Meditation und Qigong   108
Tipps für die Seele   108

Therapie des Erde-Typs   111
Akupressur   111
Ernährung   113
Heilkräuter und Tees   115
Meditation und Qigong   117
Tipps für die Seele   118
Kombination Feuer-Typ und Erde-Typ   122

Therapie des Metall-Typs   123
Akupressur   123
Ernährung   124
Heilkräuter und Tees   127
Atmen und Qigong   129
Tipps für die Seele   130

Therapie des Wasser-Typs   132
Akupressur   132
Ernährung   133
Heilkräuter und Tees   137
Meditation und Qigong   137
Tipps für die Seele   138

Literaturempfehlungen   141
Register   141
Impressum   144

Den Blick
weiten

Für Menschen, die unter Angststörungen leiden oder sich in einem Seelentief befinden, aus dem sie nicht mehr herausfinden, ist die Chinesische Medizin eine gute Ergänzung zu den westlichen Behandlungsmethoden.

Wenn der Seelenballast überhandnimmt

Stimmungstiefs, Ängste, Depressionen – seelische Probleme sind in unserer Gesellschaft weit verbreitet, doch keiner redet gerne darüber. Seine Probleme zu erkennen und zu akzeptieren ist jedoch der erste Schritt auf dem Weg, sie zu überwinden.

Ihre Gefühle vertraute Carola Schneider (Name geändert) lange Zeit nur ihrem Tagebuch an, auch ihrem Ehemann Frank konnte sie sich nicht mitteilen. »Seit Wochen nun ist meine Stimmung gedrückt. Ich kann mich an so gar nichts freuen. Die Grillabende mit den Nachbarn waren früher immer die Highlights des Sommers. Jetzt sind sie mir ein Greuel und strengen mich nur noch an. Die Tage danach will ich nur noch schlafen, schlafen, schlafen. Frank lasse ich in dem Glauben, Freude an solchen Festen zu haben. Er möchte mir Gutes tun, und ich will ihn nicht enttäuschen. Außerdem verlangt er sonst nur wieder, dass ich zum Arzt gehen soll. Aber was wird der schon sagen? Sie haben Depressionen, Frau Schneider. Klar, das weiß ich selbst. Aber das bin ich nicht, das war ich nie. Was habe ich nur falsch gemacht? Es ist zum Verzweifeln …«
Millionen Deutsche durchleiden jedes Jahr große Seelentiefs. Natürlich können Schicksalsschläge jeden von uns ganz plötzlich aus der Bahn werfen. Doch auch permanenter Stress – Termin- und Arbeitsdruck sowie die Anforderungen von Gesellschaft, Familie und Partnerschaft – führt dazu, dass wir auf Dauer in einen Negativ-Kreislauf der Emotionen geraten. In unserer Seele sammelt sich immer mehr Ballast an. Wenn wir ihn nicht loswerden, löst er schließlich tiefgreifende seelische Probleme aus.
Jeder Fünfte macht einmal im Leben eine Depression durch, jeder Siebte leidet unter einer Angststörung. Beides sind Störungen, die das gewohnte Leben im wahrsten Sinne des Wortes stören, die aber auch derart massive Auswirkungen annehmen können, dass wir vollkommen aus dem Gleichgewicht geraten. Denn nicht selten gehen seelische Schwierigkeiten mit körperlichen Begleiterscheinungen (z. B. Rückenschmerzen, Kopfschmerzen etc.) einher oder münden gar in lebensbedrohlichen Erkrankungen (z. B. Herz-Kreislauf-Erkrankungen).

Eine angstbesetzte Diagnose

So unterschiedlich sich die Beschwerden bei den Menschen auch äußern – eines haben die Betroffenen meist doch gemein: Sie quält nicht nur die Erkrankung selbst, sondern sie plagen sich mit Schuld- und Schamgefühlen. Einer Studie zufolge ergeht es so zumindest drei Viertel aller Depressionspatienten.
Die aktuelle Forschung zeigt, dass die Neigung zu psychischen Störungen ebenso im Erbgut festgelegt ist wie beispielsweise die Gefahr, einen Herzinfarkt zu erleiden. Zwar lässt sich hier wie dort das Risiko durch vorbeugende Maßnahmen verringern, eine Garantie, gesund zu bleiben, ist dies freilich nicht. Doch selbst dieses Wissen mindert die Selbstzweifel nicht. Kein anderes Krankheitsbild geht

mit derart massiven Selbstzweifeln und Angst vor Stigmatisierung einher wie psychische Störungen.

Dieser Umstand macht es nicht nur schwer, ein Tief schnell zu überwinden. Er führt auch häufig dazu, dass Menschen zwar bemerken, dass es um ihr Seelenheil nicht mehr so gut bestellt ist, dass sie aber dennoch keinen Arzt aufsuchen. Zu groß ist die Scheu vor einer angstbesetzten Diagnose. Hierin liegt aber eine besondere Gefahr: Denn je länger eine psychische Erkrankung unbehandelt bleibt, desto schwieriger und aufwendiger ist in der Regel deren Behandlung.

Ein anderer Blickwinkel

Sich zu verkriechen ist also der falsche Weg. Denken Sie neu!

Wir, die Autoren dieses Buches, sind überzeugt, dass es eine große Hilfe ist, alles einmal aus einem anderen Blickwinkel zu betrachten – beispielsweise aus dem Blickwinkel, den uns die Traditionelle Chinesische Medizin (TCM) lehrt. Diese systematische Gesundheitswissenschaft beruht auf einer gut drei Jahrtausende alten Volksmedizin, die den Menschen als eine untrennbare Einheit von Körper, Geist und Seele betrachtet: Alles ist miteinander in Harmonie verbunden. Zwischen zweihundert und fünfhundert Jahre vor Christus entstand im Fernen Osten das Gesundheitsbuch, das heute als ältestes medizinisches Fachwerk überhaupt gilt und das noch heute in der modernen Chinesischen Medizin eine große Bedeutung hat: das »Huangdi Neijing«. Im Gespräch zwischen dem legendären »Gelben Kaiser« Huangdi und dem Arzt (und Minister) Qi Bo wird die menschliche Gesundheit in ihrer Vielfalt gezeichnet. Die bildreichen, für den heutigen Menschen blumigen Texte vermitteln ein sehr umfängliches Bild von Anatomie, Physiologie, Ätiologie und Pathologie. Wir bekommen einen Eindruck davon, wie die alten Chinesen zu ihrer Vorstellung von Krankheit und Gesundheit gelangten.

Die Lebensenergie Qi

Grundlage für die Gesundheit des Menschen ist nach chinesischer Auffassung damals wie heute das ungehinderte Fließen der Lebensenergie Qi (sprich: tschi) in den Energie-Leitbahnen (Meridianen) und Organen (Funktionskreise). Im Idealfall ist das Qi reichlich vorhanden und entfaltet sich kraftvoll; das befähigt den Menschen, seinen Alltag zu bewältigen, widrigen Einflüssen standzuhalten sowie

Die Schuldfrage

Depressive fühlen sich häufig mit der Frage konfrontiert, was sie falsch gemacht haben, oder sie geben sich selbst die Schuld an ihrer Situation. Dies führt oft in eine belastende Denkspirale: Die Grübeleien verstärken die Symptome, was wiederum zu noch mehr Grübeleien führt.

heiter und gelassen zu sein. Ist diese Energie blockiert, entsteht ein Ungleichgewicht im Körper: Ein Organ (bzw. Funktionskreis) hat plötzlich zu wenig Energie, ein anderes zu viel. Die Folge sind beinahe unweigerlich körperliche bzw. seelische Probleme.

Je nachdem, welcher der Funktionskreise betroffen ist, leidet der Kranke unter entsprechenden körperlichen bzw. seelischen Beschwerden. Ist beispielsweise der Funktionskreis Niere/Blase gestört, klagen die Patienten häufig über diffuse Schmerzen im Lendenwirbelbereich (Ischias) bzw. sind besonders ängstlich. Im Funktionskreis Lunge/Dickdarm führt ein Ungleichgewicht oft zu Hautproblemen bzw. erdrückendem Kummer und tiefempfundener Traurigkeit. Eine Angststörung oder eine depressive Episode sind nach der Vorstellung der TCM also, wenn man so will, in erster Linie Energie-Probleme.

Über dieses Buch

Dieses Buch soll Ihnen helfen, die Dinge einmal aus der entspannten Perspektive der Chinesischen Medizin zu betrachten Sie lernen, wie die Chinesische Medizin psychische Disharmonien einordnet und behandelt. Sie lernen aber auch das westliche Prinzip der Stressreaktion kennen und wie Sie tagtäglich ohne großen Aufwand effektive psychische Gesundheitsvorsorge betreiben können. Sie erfahren, welche Rolle Yin und Yang spielen und was es mit den bereits angesprochenen Funktionskreisen auf sich hat: Wie können sie uns helfen, unsere verwundbarsten

Stellen aufzuspüren, und wie können wir mit ihrer Hilfe Körper und Seele heilen. Herzstück des Buches ist ein eigens entwickelter komplexer Test, durch den Sie Ihren Körper und Ihre Seele – der Chinese würde sagen, Ihre Körpergeistseele – neu entdecken können. Dieser Test verrät Ihnen, welcher Energie- bzw. Seelentyp Sie sind, was Ihnen guttut, was Ihnen schadet und was Sie aus chinesischer Sicht unternehmen können, um gesund zu bleiben und zu werden.

Wir stellen Ihnen einfache fernöstliche Entspannungstechniken für zu Hause vor, die für innere Ruhe und Ausgeglichenheit sorgen. Sie erfahren, wie Sie Ihrem Körper durch das Beachten einfacher, aber aus westlicher Sicht ungewöhnlicher Ernährungsleitlinien Stabilität und jugendliche Frische geben können. Wir machen Sie mit wichtigen chinesischen Heilverfahren vertraut, die Sie in unterschiedlichsten Krisensituationen selbst anwenden können. Zudem erhalten Sie Rezepte von Heilmitteln, die Sie leicht selbst mischen bzw. zubereiten und bei Bedarf anwenden können.

Die jahrtausendealte chinesische Heilkunst soll Ihnen helfen, die manchmal angespannte Gefühlswelt zu beruhigen und persönliche Energiemuster zu erkennen. Dieses Erkennen ermöglicht Ihnen letztlich auch eine Selbstentwicklung, durch die Sie zu neuer Stärke und damit zu robuster Gesundheit finden können. Die vielfältigen Anregungen und Tipps sollen Sie unterstützen, ein Leben zu führen, in dem Sie trotz der Anforderungen des Alltags wieder zu mehr Gelassenheit und innerer Freunde finden.

Was macht die TCM anders?

Wie unterschiedlich Analyse und Therapie körperlicher und seelischer Störungen in West und Ost erfolgen, zeigt das Beispiel von Carola Schneider.

Nach Monaten der schleichenden Verschlechterung drängte Carolas Mann sie, ihre Stimmungsschwankungen endlich untersuchen zu lassen. Ihr Hausarzt nahm sich etwa eine Viertelstunde, also verhältnismäßig viel Zeit, für ihr Anliegen. Im Gespräch stellte sich denn auch heraus, dass Frau Schneider im Beruf unter großem Druck stand und sich von Kollegen gepiesackt fühlte. Der Arzt stellte daraufhin die von Carola Schneider so gefürchtete Diagnose: eine akute depressive Episode aufgrund beruflicher Überlastung. Der Mediziner verordnete ihr ein leichtes Antidepressivum, um die gedrückte Stimmung aufzuhellen. Er empfahl ihr, den Stresslevel zu senken, und schlug ihr vor, Entspannungstechniken und persönliche Abwehrstrategien in einem speziellen Kurs zu erlernen. Zudem riet er ihr, eine berufliche Veränderung zumindest zu erwägen.

Die Hoffnung, der Arztbesuch würde »das Problem« lösen, erfüllte sich nicht. Die Bestätigung ihrer Selbstdiagnose belastete Carola Schneider zusätzlich, so dass die Therapie beinahe zwangsläufig scheiterte. Weitergehende psychotherapeutische Maßnahmen lehnte sie völlig ab, da sie den Kollegen die Schuld an ihrer Stimmungslage gab. Warum, so ihre Haltung, sollte sie sich therapieren lassen, wenn die Kollegen trotzdem weiter auf ihr herumhacken würden. Schließlich überredete eine Freundin sie, es mit der Traditionellen Chinesischen Medizin zu versuchen.

Ein energetischer Fingerabdruck

Ein TCM-Arzt erhebt zunächst den Energie-Status. Mittels eines aufwendigen Fragenkatalogs ermittelt er quasi einen energetischen Fingerabdruck des Patienten, der es ihm ermöglicht, das betroffene Organsystem und die Art der energetischen Störung exakt zu lokalisieren. Weitere Untersuchungen wie Puls- oder Zungendiagnose runden den Befund ab. Bei Carola Schneider war eine Qi-Stagnation im Leber-Funktionskreis die Ursache für die Beschwerden. Diese Qi-Stagnation führt nach chinesischer Auffassung zu einer emotionalen Blockade. Die Lebenskräfte können sich nicht frei entfalten, Vorhaben und Pläne nicht mehr richtig umgesetzt werden. Dies führt zu permanenter Frustration. Der Mensch zieht sich zurück und verfällt schließlich in eine Depression.

Ob bei Carola Schneider die berufliche Belastungssituation zur Qi-Stagnation geführt hat oder aber ihr Energiehaushalt im Funktionskreis Leber bereits vorgeschädigt war und in der Stresssituation nur noch entgleiste, lässt sich chinesisch nicht unterscheiden. Einem Arzt, der nach chinesischer Methode vorgeht, ist dies letztlich egal, denn für ihn sind Körper, Geist und Seele eben untrennbar miteinander verbunden und beeinflussen sich gegenseitig. Eine Depression hat nach TCM-Lesart körperliche wie seelische

Ursachen, die zu einer nachhaltigen energetischen Disharmonie führen. Diese ist nur durch Behandlung aller betroffenen Komponenten dauerhaft in den Griff zu bekommen.

Carola Schneiders Therapie bestand aus folgenden Elementen: Um den Energiestau zu lösen, wurden ausgewählte Punkte auf den Meridianen akupunktiert. Eine individuell auf die Patientin abgestimmte Heilkräuter-Mischung auf Basis von Hasenohrwurzel (Radix Bupleuri) und weißer Pfingstrose (Radix Paeonia) sollte diesen harmonisierenden Effekt verstärken. Zudem erhielt Carola Schneider Empfehlungen zur Lebenspflege, wie Bewegung und Entspannungstraining. Nach zehn Sitzungen (zehn Wochen) zeigte sich der Puls der Patientin deutlich gelöster, und Carola Schneider empfand wieder mehr Lebensfreude. Nach etwa sechs Monaten zeigte sich die Patientin dauerhaft beschwerdefrei.

Das Etiketten-Problem

Carola Schneiders Hausarzt hatte die Erkrankung mit dem Etikett »Depression« versehen. Viele Patienten, das erleben Mediziner immer wieder, sperren sich gegen eine solche Diagnose. Sie können sich damit nicht identifizieren und torpedieren, wenn auch häufig unbewusst, jeglichen Behandlungsansatz. Die Menschen versinken nur noch tiefer in ihren Problemen, so dass es bald keinen Ausweg mehr aus dem Negativkreislauf zu geben scheint.

Die chinesische Energie-Diagnose hingegen nimmt den Druck von den Patienten.

Die Botschaft: »Deine Energie ist zu schwach« oder »Dein Energiefluss ist an einer wichtigen Stelle unterbrochen« lässt sich leichter akzeptieren. Das dumpfe Gefühl, irgendwie »verrückt« zu sein, wird ersetzt durch die Erkenntnis, in einem energetischen Ungleichgewicht zu sein. Carola Schneider konnte mit dieser Idee gut leben und »fügte« sich dem Behandlungsvorschlag. Nachdem ihr Energiefluss wieder harmonisiert war, fühlte sie sich auch seelisch zunehmend im Gleichgewicht, was einen zusätzlichen Effekt hatte: Die wieder gewonnene Kraft befähigte Carola Schneider, den Kollegen ruhiger und mit weniger Angst zu begegnen, woraufhin sich auch das Büroklima deutlich besserte.

TCM – die persönliche Therapie

Erfolge der TCM werden von Kritikern gern als Zufall, als Placeboeffekt abgetan. Doch dass die chinesische Methode wirkt, wo die westliche Medizin nicht weiterkommt, hat wohl viel mehr mit der sehr individuellen Behandlung der Kranken zu tun. So haben für einen chinesischen Mediziner zwei Personen streng genommen nie dasselbe Leiden, auch wenn sie scheinbar dieselben Symptome zeigen. Jeder Patient, so die Annahme, hat ein ganz eigenes Energieproblem, wie er ja auch ganz eigene Gedanken und Gefühle hat. Somit gilt es auch, eine ganz individuelle Therapie zu entwerfen.

Die westliche Medizin dagegen ordnet Patienten bestenfalls in Diagnose-Gruppen ein und behandelt in diesen Gruppen alle mehr oder minder gleich. Außerdem

bemängeln insbesondere Patienten mit psychischen Problemen, dass die Symptome ihrer Erkrankung zwar vielleicht erfolgreich unterdrückt werden, letztlich aber das Gefühl bleibt, die Krankheit selbst lasse sich nicht vertreiben.

Gemeinsam zum Ziel

Beide medizinische Richtungen – West wie Ost – haben ihre Vorteile. Die schnelle Bekämpfung von Krankheitssymptomen, die den Patienten stark beeinträchtigen, ist eine Stärke der Schulmedizin. Aber sie widmet sich zu wenig dem gesamten Menschen und seinen Bedürfnissen. Die Chinesische Medizin ist nachhaltig und sanft, berücksichtigt den Menschen in seiner Gesamtheit, benötigt aber mehr Zeit. Die beiden Richtungen unterscheiden sich damit zwar in wesentlichen Punkten, können sich aber sehr gut ergänzen. So ist bei manchen akuten und schweren Erkrankungen eine medikamentöse Unterstützung manchmal der richtige erste Schritt. Die TCM kann dann helfen, Nebenwirkungen der Medikamente zu lindern bzw. das Allgemeinbefinden grundsätzlich zu verbessern. So ist dieses Buch kein Plädoyer für die östliche und gegen die westliche Medizin. Bei schweren psychischen Erkrankungen ist die Schulmedizin richtig und wichtig und wird durch TCM sinnvoll ergänzt. Leichtere depressive Episoden, Verstimmungen und Ängste hingegen lassen sich mit der Chinesischen Medizin gut angehen. Dieses Buch ist dabei eine Hilfe zur Selbsthilfe. Es soll Sie in die Lage versetzen, Störungen frühzeitig zu erkennen,

die Ursachen nach TCM-Auffassung zu lokalisieren und zu verstehen. Die TCM bietet einen reichen Schatz an wirkungsvollen Gegenmaßnahmen, die Sie selbst treffen können.

Fünf Säulen der Chinesischen Medizin

In der Chinesischen Medizin kommen klassischerweise fünf Heilverfahren zum Einsatz – sie sind die sogenannten fünf Säulen der Chinesischen Medizin.

- **Akupunktur:** Nach Vorstellung der Chinesischen Mediziner finden sich im Körper Energiebahnen (Leitbahnen), in denen das Qi fließt. Über bestimmte Punkte (361 an der Zahl) kann der Arzt Zugang zu diesem Energiefluss erhalten und diesen beeinflussen. Therapieziel ist stets eine Harmonisierung. Über Nadeln, also Akupunktur, gelingt die Stimulierung der Punkte besonders effektiv. Akupressur, die Stimulierung der Punkte über Finger oder andere Hilfsmittel, wirkt zwar nicht ganz so intensiv, ist aber eine gute Alternative für den Hausgebrauch.
- **Arzneimitteltherapie:** Die Chinesische Medizin greift bei der Arzneimitteltherapie auf ein jahrtausendealtes (Volks-)Wissen zurück. Sie ist neben der Akupunktur die zweite wichtige Säule. Zum Einsatz kommen Kräuter, aber auch tierische oder mineralische Bestandteile. Für den privaten Anwender ist die Kräutertherapie am sinnvollsten.
- **Diätetik:** Hierbei geht es nicht nur um die landläufig bekannte »gesunde«,

sondern um die richtige Ernährung. Laut TCM ist für jeden Typus eine andere Art von Ernährung sinnvoll. Der eine sollte eher Lebensmittel essen, die einen kühlenden Einfluss auf den Organismus haben, einem anderem wiederum würde eine Befeuerung durch das Essen guttun etc. Diätetik ist deshalb so wichtig, weil der Körper schon mit der täglichen Nahrungsaufnahme sehr günstig beeinflusst werden kann. Zur Verdeutlichung: Im Westen gilt das Vollkornmüsli mit Milch oder Joghurt als eine der gesündesten Frühstücksvarianten. Chinesische Mediziner loben zwar die Inhaltsstoffe, kalte Milchprodukte aber sind tabu. Aus Sicht der TCM wird der Magen nach einer wohlig warmen Nacht morgens mit Kaltem geradezu verschreckt; Müsli müsste nach Lehrmeinung also mit warmer Milch zubereitet werden, um einen insgesamt positiven Effekt auf den Körper zu haben.

- **Bewegungstherapie:** Chinesische Bewegungstherapie (von Qigong bis Taiji) ist nicht nur einfaches Bewegen. Beim Qigong zum Beispiel soll der Patient im Prinzip lernen, sein Qi zu spüren, Störungen des Energieflusses dauerhaft selbst zu lokalisieren und somit früh regulieren zu können. Grundsätzlich geht die TCM davon aus, dass man über Körpererfahrung, über das Wechselspiel von Anspannung und Entspannung viel Gleichgewicht im Organismus herstellen kann.
- **Tuina:** Ausgefeilte Massagetechniken komplettieren das chinesische Therapie-Angebot. Hierfür sind allerdings tiefe

Kenntnisse vonnöten, und sie sind für den Laien nicht anwendbar. Daher wird die Tuina-Massage in diesem Buch nicht näher beschrieben und auch nicht zur Selbstanwendung empfohlen.

Wissen, das stark macht

Dieses Buch soll kein Ersatz für einen Arztbesuch sein. Wenn Sie das Gefühl haben, dass Körper und Geist Ihnen entgleiten, sollten Sie unbedingt einen Fachmann zu Rate ziehen. Nur er kann genau einschätzen, unter welchen Störungen Sie leiden und wie genau professionelle Hilfe für Sie aussehen sollte. Das Buch bietet Ihnen allerdings die Chance, Ihre psychische Instabilität besser einzuordnen und dadurch behandlungsbedürftige Störungen rechtzeitig zu bemerken, dass eine notwendige ärztliche Hilfe nicht verschleppt wird.

Je mehr Sie über sich, Ihren Körper und Ihre Seele wissen, desto leichter ist es, auch komplexen Problemen auf die Spur zu kommen. Je besser Sie sich kennenlernen, desto früher können Sie selbst Disharmonien aufspüren und entsprechend gegensteuern. Psychische Gesundheit beruht letztlich auf dem konsequenten Bemühen, Körper und Seele immer wieder von neuem zu vitalisieren, um den Widrigkeiten des Lebens robust begegnen zu können.

Die zahlreichen Tipps und Kniffe zur Lebenspflege, wie es die Chinesen nennen, unterstützen Sie langfristig bei Ihrem Streben, ins Gleichgewicht der Seele zurückzufinden. Erkennen Sie sich selbst und finden Sie sich wieder.

Stress, Angst und Depressionen
aus westlicher Sicht

Stress kann zu Ängsten und Depressionen führen, doch darüber hinaus gibt es eine Vielzahl von weiteren möglichen Ursachen für diese psychischen Störungen – sowohl körperlicher als auch seelischer Natur.

Plötzlich ist die Seele überfordert

Angst und Depressionen haben sich zu Volkskrankheiten entwickelt – sie sind die häufigsten psychischen Störungen in Europa. Dabei sind Frauen doppelt so häufig betroffen wie Männer.

Nach Berechnungen des Max-Planck-Instituts für Psychiatrie erkranken knapp 19 Prozent alle Deutschen einmal in ihrem Leben an einer behandlungsbedürftigen Depression – bei Frauen ist das Risiko etwa doppelt so hoch wie bei Männern. Angststörungen sind ähnlich weit verbreitet: 15 Prozent der Bundesbürger sind im Laufe ihres Lebens von krankhafter Angst betroffen – auch hier wieder doppelt so viele Frauen.

Wie sehr seelische Krankheiten die Menschen beeinträchtigten, zeigen nüchterne Fakten: So sind Depressionen beispielsweise mit etwa 90 Prozent die häufigste Ursache für Selbsttötungen in der Bundesrepublik – immerhin mehr als 10 000 jährlich. Fast 10 Prozent der Krankheitstage sind mittlerweile auf seelische Probleme zurückzuführen. Jeder dritte Frührentner wird aufgrund psychischer Schwierigkeiten vorzeitig nach Hause geschickt. Die Erkrankungszahlen sind in den letzten zehn Jahren explosionsartig gestiegen. Alarmierend ist, dass immer mehr Jüngere erkranken: Betroffen sind insbesondere die 15- bis 28-jährigen Frauen sowie die 15- bis 34-jährigen Männer – eine Generation, die in der Blüte ihres Lebens stehen sollte und als »Stütze der Gesellschaft« belastbar sein muss.

Und auch für die Zukunft sind die Aussichten düster: So geht aus einer Studie des Robert-Koch-Instituts hervor, dass über 20 Prozent aller Kinder und Jugendlichen deutliche Hinweise auf psychische Störungen aufweisen. Etwa 10 Prozent klagen über Ängste, 8 Prozent sind in ihrem Sozialverhalten gestört, und rund 5 Prozent der Kinder leiden an Depressionen.

Warum ist die Seele so labil?

Was aber ist es, das immer mehr junge Menschen krank macht? Wie kann es sein, dass die westliche Medizin große Erfolge feiert im Kampf gegen Krebs oder Herz-Kreislauf-Erkrankungen, gegen psychische Probleme aber oft machtlos ist? Warum ist die Seele so labil? Auf diese Fragen gibt es keine einfache Antwort. Grundsätzlich wird die psychische Gesundheit von zahlreichen Faktoren bestimmt – von biologischen und individuellen Umständen sowie von den persönlichen Lebensbedingungen. Zu den biologischen Faktoren zählen beispielsweise das Alter oder das Geschlecht und, wie bereits erwähnt, die Gene. Die Anfälligkeit für psychische Erkrankungen ist zu einem gewissen Teil vorprogrammiert. Doch die Gene alleine machen noch keine Erkrankung. Häufig etabliert sich eine psychische Störung erst, wenn ungünstige äußere Einflüsse die schlummernde Veranlagung in uns wecken, wenn unser gewohntes Leben aus den Fugen gerät und wir innerhalb unseres kleinen, sicheren, gewohnten Systems keinen Halt mehr finden.

Wir verändern uns stetig

Unser Leben ist gekennzeichnet von Hochs und Tiefs und ganz viel Alltag. Manchmal scheint uns alles zu gelingen – im sozialen Umfeld, im Job und in der Liebe. Die Mitmenschen reagieren positiv auf uns, nehmen unsere Vorschläge an und unser innerfamiliäres Miteinander ist von Verständnis und Harmonie geprägt. Dann gibt es aber auch Zeiten, da plätschert alles so dahin, als sei jeder Tag wie der andere. Wir stehen morgens mehr oder weniger zufrieden auf und erledigen unseren Job mit gewohnter Routine. Und auch im Privaten gehen die Dinge ihren gewohnten Gang. Wir kennen uns in unserer kleinen Welt aus und wollen nur zu gerne glauben, alles würde ewig so weitergehen.

Doch auch wenn wir es in unserem Alltag kaum wahrnehmen – wir entwickeln uns stetig weiter. Nichts bleibt, wie es ist. In unmerklichen kleinen Schritten verändert sich unser Umfeld, und wir verändern uns mit. Ein scheinbar monotoner Alltag beinhaltet unzählige Veränderungen, denn jede scheinbar noch so belanglose Begegnung und jedes noch so unwichtige Erlebnis löst bewusste und unbewusste Denkvorgänge aus. Und diese treiben uns immer weiter und weiter voran. Überspitzt formuliert könnte man sagen: Wenn wir abends nach einem langen Arbeitstag nach Hause kommen, sind wir nicht dieselben Menschen, die das Haus an diesem Morgen verlassen haben. So mag es nicht verwundern, wenn wir eines Tages mit dem seltsamen Gefühl aufwachen, dass etwas anders ist mit uns. Die einst so glückliche Ehe fühlt sich plötzlich falsch an, der freudig gewählte Beruf macht so gar keine Freude mehr, die engsten Freunde scheinen uns fremd geworden.

In Wahrheit sind solche Gefühle die Folge eines steten Prozesses. So wie wir nach einem wunderbaren Sommer plötzlich den Herbst spüren, nehmen wir gerade negative emotionale Veränderungen oft nur sehr unvermittelt wahr. In Wahrheit trägt der Sommer bereits auf seinem Höhepunkt den Keim des beginnenden Herbstes in sich, und in unseren guten Zeiten wird oft schon die Saat für kommende Herausforderungen gelegt.

Schicksalsschläge und traumatische Erlebnisse

Manchmal kommt die Veränderung aber auch wie ein Blitz aus heiterem Himmel und bringt unseren vermeintlich stabilen Alltag von heute auf morgen aus dem Gleichgewicht: Der neue Kollege macht nur Ärger, der kranke Vater verliert den Kampf gegen den Krebs, der Ehemann wird arbeitslos … Ereignisse, mit denen wir nicht oder zumindest noch nicht gerechnet hatten, die unsere ganze Aufmerksamkeit fordern und Kräfte abverlangen, die wir nicht haben.

Ein Schicksalsschlag, private Krisen oder traumatische Erlebnisse können uns im Kern unseres Wesens treffen. Das System, das wir uns zum Bewältigen einfacher Anforderungen des Alltags zurechtgelegt haben, funktioniert nicht mehr. Plötzlich beherrschen Entsetzen und Chaos unser Leben, und es scheint, als sei man in einer endlosen Negativ-Spirale gefangen. Plötzlich ist die Seele überfordert.

Stress – der Feind in uns

Nicht nur unabwendbare Ereignisse oder innere Veränderungen können uns in seelische Finsternis stürzen. Unser wohl wichtigster, weil immer gegenwärtiger Feind sitzt in uns selbst: der Stress. Er ist ein wesentlicher Faktor bei der Entstehung psychischer Störungen wie Angst und Depressionen. Wer ihn im Zaum halten kann, tut Entscheidendes für seine körperliche und seelische Gesundheit.

Was ist Stress?

Der Begriff Stress stammt ursprünglich aus der Physik und bezeichnet die Belastbarkeit eines Werkstoffs. Mitte des 20. Jahrhunderts fand der Begriff Eingang in die Psychologie. Er benennt dort die körperliche und seelische Fähigkeit, Empfindungen und Erfahrungen zu verarbeiten – und ist ein lebenswichtiger Vorgang.

Stress als Überlebensfaktor

Stress macht uns – salopp gesagt – blitzschnell und blöd. Er befähigt den Menschen, in bedrohlichen oder zumindest scheinbar bedrohlichen Situationen blitzartig, ja reflexartig, zu reagieren, ohne darüber nachdenken zu müssen. Der Steinzeitmensch, der sich abends am Feuer wärmte und plötzlich ein Geräusch im Gebüsch vernahm, durfte nicht lange darüber nachgrübeln, was da im Dunkeln raschelte – ob Säbelzahntiger, Wildschwein oder vielleicht doch nur die Großmutter, die sich beim Beerensammeln verirrt hatte. Er musste sofort

abwehr-, angriffs- und fluchtbereit sein, nur das sicherte bei echter Gefahr sein Leben.

Vereinfacht ausgedrückt zündet bei einer Stressreaktion in unserem Körper ein hormonelles Feuerwerk. Hat unser Zwischenhirn ein Ereignis als gefährlich eingestuft, schüttet das Nebennierenmark Adrenalin und Noradrenalin aus – die Initialzündung für eine zunächst nicht aufzuhaltende Reaktionskette: Herzschlag und Blutdruck erhöhen sich, Zucker- und Fettreserven werden bereitgestellt, die

Eustress und Disstress

Stress ist nicht per se etwas Negatives. So wird unterschieden zwischen dem positiven Eustress und dem negativen Disstress. Als angenehm empfundene Herausforderungen, Vorfreude, Verliebtsein etc. wirken im Körper als Eustress. Er spornt uns an und treibt uns zu Höchstleistungen. Als Disstress wird jener Stress bezeichnet, der sich negativ auf uns auswirkt und als belastend beurteilt wird. Eu- wie Disstress setzen sich häufig in einer Spirale fort: Eustress führt oftmals zu positiven Erlebnissen, die daraus gewonnene Zufriedenheit beflügelt uns weiter. Disstress lähmt uns, die Anforderungen werden schlechter bewältigt, was zu Grübelei und weiterer Belastung führt.

Stressreaktion und Adrenalinausstoß

Angst, Flucht	Adrenalin bewirkt	Aggression, Kampf
Feind sehen ←	Pupillen werden weit →	Gegner sehen
Flüchten ←	Muskelkraft wird erhöht →	Kämpfen
Weiter flüchten ←	Schmerzempfindung ist vermindert →	Weiter kämpfen
Energie zum Rennen ←	Blutzucker steigt →	Energie für den Kampf
Mehr Energie für Muskeln ←	Verdauung ruht →	Mehr Energie für Muskeln
Leistungssteigerung: mehr Ausdauer zur Flucht ←	Kreislauf stark aktiviert (Blutdruck und Herzschlag steigen) →	Leistungssteigerung: bessere Kampfkraft

Muskeln spannen sich, rote Blutkörperchen liefern vermehrt Sauerstoff. Sämtliche Kräfte im Körper sind jetzt auf Flucht oder Angriff gepolt. Alle Prozesse, die nun nicht unbedingt notwendig sind, werden unterbrochen: Die Verdauung liegt lahm, die Sexualfunktion ist abgeschaltet, die Immunabwehr ist auf null zurückgefahren. Selbst das Hirn ist betroffen. Während der Körper binnen Sekunden ungeheure Energiemengen zur Verfügung gestellt bekommt, werden aktive Denkprozesse blockiert – alles muss automatisch funktionieren, denn langes Nachdenken (Säbelzahntiger, Wildschwein, Großmutter …?) könnte das Leben kosten.

Die Entscheidung, welche der beiden Reaktionen – Angriff oder Flucht, Aggression oder Panik – ablaufen soll, wird dabei blitzschnell und daher instiktiv getroffen. Angeborene Verhaltensmuster, gepaart mit Wissen und Erfahrungen, ergeben eine prompte Reaktion. Steinzeitmensch oder Großstadtkämpfer des 21. Jahrhunderts – im modernen Menschen läuft dasselbe Stressprogramm ab wie vor Urzeiten. Wenn auch selten ein Untier hinter der Ecke lauert, so sind wir dennoch vielfältigen Gefahren ausgesetzt, in denen wir prompt reagieren müssen: Wenn wir einer plötzlich herannahenden Straßenbahn ausweichen müssen, ein Ziegel vom Dach fällt, uns ein Kind vor das Auto läuft … Ein Schatten, ein ungewöhnliches Geräusch, eine Schrecksekunde – und in uns startet dasselbe Überlebensprogramm wie vor zig Tausenden von Jahren.

Ist die Gefahr vorüber bzw. erkennt das Gehirn, dass die Situation doch nicht so brenzlig war, lässt die Stressreaktion wie-

der nach. Das Problem in unserer heutigen Zeit ist, dass der Körper immer öfter auf vermeintlich bedrohliche Außenreize reagiert: Verkehr, Lärm, Reizüberflutung, Überlastung in Arbeit und Familie, Konflikte, Erfolgs- und Termindruck etc. versetzen uns in Alarmzustand. Was im Körper als kurzfristiges Notprogramm angelegt ist, läuft plötzlich dauernd ab. Es ist, als stünde der Körper ständig unter Strom, um sich einer vermeintlichen Gefahr erwehren zu können. Doch die lebensrettende reflexartige Bewegung bleibt aus, da sie ja nicht gebraucht wird. Die Hormone, die uns für eine prompte Flucht- oder Abwehrreaktion präparieren sollten, werden nicht »abgearbeitet« und

überfluten den Körper regelrecht. Sie führen schließlich zu einer Vielzahl von körperlichen und seelischen Beschwerden. Typische Stressfolgen sind beispielsweise Kopf- und Rückenschmerzen, Verdauungsbeschwerden, Bluthochdruck bis hin zu Herz-Kreislauf-Erkrankungen. Auch Depressionen und Angststörungen können Folge von Dauerstress sein.

Stress, lass nach

Stress belastet den gesamten Organismus und kann auf Dauer zu ernsthaften Erkrankungen führen. Es gilt also, Stressquellen abzuschalten und für Entspannung bzw. Entlastung zu sorgen. Doch

Stress wird individuell wahrgenommen

Stress ist ein höchst individuelles Problem. So tritt negativer Stress immer dann auf, wenn die persönlichen Möglichkeiten, etwas zu bewältigen, überschritten werden. Was für den einen seelische Pein bedeutet, kann für den anderen ein großes Glück sein. So empfinden manche Menschen einen Bungee-Sprung als prickelnde Herausforderung (Eustress), während andere schon beim Gedanken daran in Schweiß ausbrechen und Herzrasen bekommen (Distress). Eine Wagner-Oper ist für manche Musikfreunde ein besonderes Klangerlebnis, für andere eine unangenehme Geräuschkulisse. Eine Rede vor

Fremden zu halten kann als Ansporn oder Belastung gewertet werden, und ein Aktenberg auf dem Schreibtisch ist für den einen ein Zettelhaufen, den es abzuarbeiten gilt, für den anderen eine kaum zu bewältigende Hürde.
Ob Stress als negativ oder positiv empfunden wird, hängt unter anderem von der Tagesform ab, aber insbesondere auch von der individuellen Persönlichkeit, dem Selbstbewusstsein und der Selbstsicherheit eines Menschen. Je selbstsicherer jemand ist, desto besser kommt er im Allgemeinen mit Stresssituationen zurecht, da er sich nicht so schnell ausgeliefert fühlt.

das ist leicht gesagt. Viele Stressursachen lassen sich nicht so einfach abstellen. Letztlich geht es also darum, regelmäßige und sinnvolle Erholungsphasen einzulegen, den Körper zu stärken, Ursachen zu erkennen und dadurch dauerhaft eine Veränderung des Verhaltens und des Empfindens zu erreichen.

Was tun? Die meisten Menschen gehen zunächst den vermeintlich einfachsten Weg und suchen Entspannung durch Ruhe. Doch sich nach einer stressigen Woche sonntags nur faul auf die Couch zu fläzen, entspannt zwar, ist aber nicht wirklich erholsam. Der Körper ist immer noch matt, der Kopf nicht frei. Ein Grund dafür sind die bereits erwähnten zirkulierenden Hormone. Sie müssen vom Körper abgebaut werden – und dazu ist so ein Couch-Nachmittag denkbar wenig geeignet.

Die wirkungsvollste und sicherlich einfachste Methode, den Organismus wieder in ein hormonelles Gleichgewicht zu bringen, ist Sport. Daneben sind Entspannungstechniken wie autogenes Training oder progressive Muskelentspannung hilfreich beim Stressabbau.

Die Stressanalyse

Die beste Entspannungstechnik wird aber zur Makulatur, wenn der Kopf dagegen arbeitet. Der Gestresste muss also zunächst realisieren, dass er gerade dabei ist, seine eigene Belastungsgrenze zu überschreiten. Nur eine ehrliche Stressanalyse ermöglicht uns, auf Dauer wieder zur Ruhe zu finden. Das Fahnden nach Stressursachen ist allerdings aufwendiger, als man das zunächst vermuten möchte.

Wird der Aktenberg immer höher, glaubt man den Grund schnell gefunden zu haben. Zu viel Arbeit ist gleich Stress. Logisch. Doch so einfach ist es nicht. Man hat es immer mit einer, wenn nicht mehreren Ursachen zu tun.

Ergibt die Analyse also, dass die Menge der Arbeit nicht zu schaffen ist und dies Stress erzeugt, muss die nächste Fragestellung lauten: Warum ist sie nicht zu schaffen? Hat die Überforderung externe Ursachen wie zum Beispiel eine Umverteilung derselben Arbeitsmenge auf immer weniger Angestellte? Oder hat sie interne Ursachen wie Abgeschlagenheit, Konzentrationsprobleme, Müdigkeit etc.? Im ersten Fall müsste auch der eine oder andere Kollege den wachsenden Druck spüren, und man könnte gemeinsam überlegen, wie man die Anforderungen künftig besser bewältigen kann. Findet sich keine externe Ursache, gilt es, nach einer inneren Ursache zu forschen. Kostet der derzeitige Lebenswandel zu viel Kraft? Wenn ja, warum ist dieser so, wie er zurzeit ist? Möglicherweise liegt er in einer privaten Unzufriedenheit begründet. Woher kommt diese? Wie lässt sie sich möglicherweise lösen? …

Um eine Stressquelle zu entlarven muss man manchmal sehr tief in sich hineinblicken. Doch dies lohnt sich, denn allzu oft gehen wir über alltägliche seelische Belastungen zu leicht hinweg und spüren die Auswirkungen dann an ganz anderer Stelle – eben zum Beispiel als Überlastung im Job. Die wahren Auslöser zu entdecken, entlastet nicht nur, sondern lässt uns auch seelisch reifen, so dass wir in der Folge tatsächlich weniger stressanfällig sind.

Angst

Angst ist wie Wut, Trauer und Freude eine der menschlichen Grundemotionen. Sie dient als natürlicher Schutzmechanismus: In gefährlichen oder zumindest als gefährlich erachteten Situationen löst sie eine Stressreaktion aus, die, wie bereits ausführlich beschrieben, den Menschen zu einer automatisierten Flucht- bzw. Angriffsreaktion befähigt.

Ebenso wie Stress sehr individuell erlebt und verarbeitet wird, so zeigt sich auch die Angst bei jedem Menschen sehr unterschiedlich. Menschen mit einer hohen Angstneigung können Situationen als bedrohlich empfinden, die – objektiv gesehen – vollkommen harmlos sind. Die Persönlichkeit spielt dabei eine große Rolle, denn viele Ängste sind »erlernt« und beruhen auf traumatischen Erfahrungen, die bis ins Babyalter, ja sogar bis in späte vorgeburtliche Stadien zurückreichen können.

Ängstlich oder leicht schreckhaft zu sein, ist jedoch noch keine Angststörung. Und überhaupt keine Angst zu haben und vor Wagemut nur so zu strotzen, ist kein Zeichen von psychischer Gesundheit. Ein gewisses Maß an Angst ist normal – und notwendig, um echten Gefahren entkommen und herausfordernde Situationen mit der notwendigen Energie meistern zu können.

Pathologisch, also krankhaft, wird die Angst, wenn ein deutliches Missverhältnis zwischen dem angstauslösenden Reiz und dem Ausmaß der Angstreaktion besteht. Als wichtigster Gradmesser einer Angststörung gilt Psychologen und Psychiatern dabei der Grad der Einschränkung, die die Angst erzeugt. So ist beispielsweise die Angst vor Spinnen in unseren Breiten sicherlich übertrieben, aber nicht weiter dramatisch. Wenn die Angst allerdings dazu führt, dass Keller, Scheunen oder alte Häuser nicht mehr betreten werden, dass man im Sommer nicht auf eine Wiese sitzen will, weil dort ein »Untier« krauchen könnte – wenn also die Angst immer mehr das Handeln bestimmt, hat das Problem gefährliche Züge angenommen. Gefährlich deshalb, weil irrationale Ängste die Gefahr des schleichenden Rückzugs bergen. Unmerklich, aber fortschreitend werden immer mehr Orte oder Situationen als unangenehm erachtet und gemieden. Nicht selten gesellen sich weitere Ängste hinzu, der Radius wird immer enger. Ein solcher Weg führt zwangsläufig in die Isolation – und birgt damit ein weiteres Risiko: Depressionen.

Die fünf Angststörungen

Abgesehen von ein paar Zwischenformen unterscheidet die Wissenschaft die folgenden fünf verschiedenen Angststörungen.

■ Agoraphobie
Der Begriff Agoraphobie steht für Angst vor öffentlichen Orten, früher auch Platzangst genannt. Die Betroffenen fürchten sich vor engen oder zu weiten Räumen, vor Menschmengen, sie meiden ihnen nicht vertraute Orte, zeigen Angstsymptome in Geschäften, öffentlichen Büros oder in Bus oder Bahn. Das Erscheinungsbild der Agora-

phobie ist sehr breit. Ein wichtiges Kriterium ist das Gefühl, sich nicht schnell genug an einen sicheren Ort wie die vertraute Wohnung zurückziehen zu können. Die als unangenehm empfundenen Orte werden in der Folge gemieden. Häufig tritt die Agoraphobie in Zusammenhang mit einer Panikstörung auf. Die Angst vor weiteren Panikattacken führt in der Folge zur Vermeidung bestimmter Orte.

■ Panikstörung

Ein unbewusster Gedanke oder ein äußerer Reiz sind häufig die Auslöser für Angstattacken, die »aus heiterem Himmel« zu kommen scheinen. Die Betroffenen haben vor allem körperliche Symptome wie Herzklopfen, Herzrasen, Atemnot, Schwindel, Benommenheit, Schwitzen, Brustschmerzen, Druck und Engegefühl in der Brust – sie haben Angst, während des Anfalls die Kontrolle zu verlieren, zu sterben, zu kollabieren oder gar verrückt zu werden. Die heftige körperliche Reaktion führt in der Regel zur Vermeidung des Ortes, an dem die Panikattacke erlebt wurde. Die Angst vor einem erneuten Anfall wird zum zentralen Gedanken.

■ Soziale Phobie

Ängste in gesellschaftlichen und Leistungssituationen, bei denen weitere Personen beteiligt sind, kennzeichnen die Soziale Phobie. Zentraler Punkt der Angst ist dabei, dass diese weiteren Personen das Verhalten nicht nur beobachten, sondern möglicherweise auch kritisieren könnten. Essen, trinken,

schreiben, sprechen in der Öffentlichkeit – vor allem die Anwesenheit von fremden Menschen erzeugt das Unbehagen. Man könnte die Soziale Phobie auch als Extremform von Schüchternheit bezeichnen.

■ Spezifische Phobien

Viele Menschen fürchten sich vor bestimmten Tieren (Spinnen, Schlangen, Nagetiere etc.) oder Situationen wie Höhe, Enge, Dunkelheit etc. Die Spezifische Phobie ist die häufigste Angststörung überhaupt. Allerdings werden die wenigsten Menschen durch diese Ängste in ihrem Alltag wirklich beeinträchtigt. Ob eine Spezifische Phobie behandelt werden muss, ergibt sich daher oft aus den Lebensbedingungen. Die Angst vorm Fliegen beispielsweise ist für viele Menschen kein gravierendes Problem, ein Manager, der ständig beruflich im Flugzeug unterwegs sein muss, wäre durch eine solche Angst allerdings stark beeinträchtigt.

■ Generalisierte Angststörung

Kern einer Generalisierten Angststörung ist die exzessive Angst und Sorge über verschiedene alltägliche Lebensumstände: Der Familie könnte etwas passieren, ein naher Verwandter erkranken, ein Feuer ausbrechen, der Arbeitsplatz verlorengehen, der Zug, in dem man fahren möchte, entgleisen etc. »Generalisiert« bedeutet, dass es um andauernde Sorgen in Bezug auf vielfältige Aspekte des Lebens geht. Das Angstniveau ist somit ständig erhöht. In der Folge leiden die Betroffenen häufig

unter Schlafstörungen, Kopfschmerzen, Übelkeit, Nervosität und Anspannung. Die multiplen Ängste erschweren die Behandlung einer Generalisierten Angststörung, zudem wird sie oft von einer weiteren Angststörung oder einer Depression begleitet.

Raus aus der Angst

Eines haben alle Ängste gemein: Die Betroffenen fühlen sich ihren Emotionen weitestgehend ausgeliefert und haben den Eindruck, keine Kontrolle über ihre Gefühle erlangen zu können. Argumentieren (die Spinne tut doch gar nichts/der Balkon hat doch eine hohe Brüstung, du kannst nicht hinunterfallen …) hilft schon deswegen nicht, weil die Angst mit unbeherrschbaren vegetativen Symptomen wie Herzrasen, Schwitzen, Zittern, Muskelverspannungen etc. einhergeht. Die Angst scheint eine unkontrollierbare Macht in uns zu sein. Dennoch ist sie in der Regel gut behandelbar.

Konfrontation mit dem Übel

Als wohl erfolgreichste Behandlungsmethode gilt die »Exposition«. Der Angstkranke wird dabei systematisch und schrittweise mit den angstauslösenden Objekten und Situationen konfrontiert – entweder in der Vorstellung oder aber in der Realität. Die Patienten sollen zunächst rein theoretisch lernen und später dann auch erspüren, wie sie sich in einer eigentlich ganz harmlosen Situation anspannen und was bei einer Angstreaktion abläuft. Sie sollen bewusst erleben, wie sich ihre Angst aus dem scheinbaren Nichts zu

einem Berg aufbaut und wie sie, wenn sie die Situation nur lange genug aushalten, plötzlich wieder im Nichts verschwindet. Die Expositionsbehandlung gilt als klassisches Verfahren der Verhaltenstherapie. Ihre Wirksamkeit ist in zahlreichen Studien weltweit belegt worden. Sie eignet sich besonders gut zur Behandlung Spezifischer Phobien, ist aber auch bei komplexeren Ängsten einsetzbar. Eine Generalisierte Angststörung oder sehr komplexe, multiple Ängste lassen sich damit allerdings kaum behandeln, hier sind längerfristige Therapien angezeigt.

Die größte Stressgefahr

Die größte Stressgefahr lauert immer dort, wo wir die meiste Zeit des Tages verbringen: für die meisten Menschen also im Job. Und gerade Stress im Büro lässt sich nicht so leicht abschalten. Der wirkt sich besonders dann negativ aus, wenn er zum Alltag wird – wenn wir das Gefühl haben, die Aktenberge werden und werden nicht kleiner; aber auch, wenn wir nicht genügend Anerkennung für unsere Arbeit finden.
Das Schlüsselwort heißt Überforderung. Wenn das Gefühl entsteht, dass die Arbeit tatsächlich nicht mehr zu bewältigen ist und das Ganze zum Dauerzustand auszuarten droht, gilt es zu handeln.

Depressionen

Depressionen haben von allen psychischen Erkrankungen weltweit die höchsten Zuwachsraten. Bei 12 Prozent der männlichen und 25 Prozent der weiblichen Bevölkerung Deutschlands wird die Diagnose im Laufe des Lebens gestellt.

Möglicherweise liegt die Erkrankungsrate an Depressionen, die in der Psychiatrie auch als affektive Störung bezeichnet werden, jedoch wesentlich höher. Denn selbst für Mediziner ist eine depressive Störung oft schwer zu diagnostizieren, da sich das Leiden bei jedem anders äußert. Während die einen in eine Art Starre verfallen, sind andere von Unruhe und Gereiztheit geplagt. Bei älteren Personen haben Depressionen oftmals fast ausschließlich körperliche Symptome.

Echte Depressionen sind nicht zu vergleichen mit Phasen von allgemeiner Niedergeschlagenheit, Lustlosigkeit und Grübelei. Eine gedrückte Stimmung ist wie Trauer ein wichtiger Bestandteil unserer Krisenbewältigung. Wenn wir geliebte Menschen verlieren, an unseren Zielen scheitern, wenn wir Hoffnungen aufgeben und uns neu orientieren müssen, hilft uns der Rückzug, um dann wieder einen Neuanfang zu schaffen. Die Seele verordnet sich quasi eine Pause, um neue Stärke zu finden. Bei der echten Depression gelingt dieser Neuanfang eben nicht. Bei dieser psychischen Störung ist der Mensch in seiner seelischen und körperlichen Gesamtheit betroffen, und er wird sukzessive seiner Gefühle beraubt. Auffällig ist, dass die Kranken sich häufig minderwertig fühlen und schon die kleinsten Aufgaben als große Belastung empfinden.

Formen der Depression

Wie gesagt, haben selbst Ärzte manchmal Schwierigkeiten, eine Depression zu diagnostizieren. Während man früher versucht hat, Depressionen nach ihrer Ursache zu deklarieren (äußere oder innere Gründe), unterscheidet man heute verschiedene Depressionsformen nach dem Schweregrad und der Anzahl der Symptome. Die moderne Einteilung erscheint zwar sehr übersichtlich, wirft aber gerade bei Laien, also bei den Betroffenen, ungeheuer viele Fragen nach dem Warum auf. Viele Ärzte erklären ihren Patienten die Depressionsformen daher noch immer nach dem etwas veralteten System, das auch heute noch seine Gültigkeit hat.

Moderne Einteilung

- **Bei depressiven Verstimmungen oder leichten Depressionen** zeigen sich in der Regel nur wenige Symptome, die nicht allzu sehr ausgeprägt sind. Ein Mensch, der in einer solchen Phase auf seinen Körper hört, Stress reduziert, sich viel an der frischen Luft bewegt und sich vielleicht sogar ein paar Tage Rückzug gönnt, kann eine solche Verstimmung meist ohne weitere Hilfe gut überwinden. Die große Gefahr, die sozusagen im Hintergrund lauert, ist, dass sich die kleine Episode zu einer mittelschweren Depression ausweitet.
- **Bei mittelschweren Depressionen** sind die Betroffenen bereits deutlich und über Wochen hinweg in der Bewälti-

gung ihres Alltags beeinträchtigt. Es treten diverse Symptome auf, die sich direkt auf das Berufs- und/oder das Privatleben auswirken. Die Betroffenen spüren zudem die Auswirkungen von ausgeprägten Schlafstörungen, die ein Leitsymptom von Depressionen sind – also ein Symptom, das nahezu bei allen Depressionen auftritt. Mittelschwere Depressionen sind ein Fall für den Arzt, da die Gefahr der Ausweitung besteht.

- **Bei schweren Depressionen** besteht akute Lebensgefahr. Die Kranken sind in der Regel nicht mehr in der Lage, ihr Leben zu meistern. Der Kontakt zur Umwelt wird immer mehr eingeschränkt, die Betroffenen fühlen sich einsam und erstarrt. Sie leben in seelischer Düsternis, die zusätzlich durch das Gefühl verstärkt wird, dass das Leben schon immer so trist war und nie besser werden kann. Dieses Gefühl der vollkommenen Hoffnungslosigkeit wird häufig von Selbstmordgedanken begleitet. Schwere Depressionen müssen daher unbedingt einem Facharzt vorgestellt werden. Häufig ist ein vorübergehender Klinikaufenthalt notwendig.

Ältere Einteilung

- **Psychogene Depression:** Hier gibt es die reaktive Depression (seelische Antwort auf ein schmerzliches Ereignis), die neurotische Depression (Auslöser ist ein traumatisches Kindheitserlebnis) und die Erschöpfungsdepression (seelischer Zusammenbruch nach Dauerbelastung).
- **Endogene Depression:** Sie scheint in erheblichem Maße durch erbliche Anlagen bedingt zu sein und entsteht ohne

größeren äußeren Anlass »von innen heraus«. Hier unterscheidet man die monopolare Form mit mehreren wiederkehrenden depressiven Phasen von der bipolaren Form mit wechselnden depressiven und manischen (hochaktiven) Phasen.

- **Somatogene Depression:** Hier ist eine körperliche Veränderung, Erkrankung (beispielsweise Schilddrüsenerkrankungen) oder strukturelle Veränderung im Gehirn der Auslöser. Zu den somatogenen Depressionen gehört auch die Wochenbettdepression.

Symptome der Depression

Depressionen können sich von Mensch zu Mensch sehr unterschiedlich zeigen. Bei manchen finden sich vorwiegend körperliche Krankheitszeichen, bei anderen hauptsächlich seelische. Wieder andere zeigen ein diffuses Beschwerdebild. Es gibt nur ganz wenige Leitsymptome. Sie treten extrem häufig bei einer Depression auf und dienen bei der Diagnosestellung daher als wichtiger Indikator.

Körperliche Symptome

- Schlaflosigkeit (klassisches Leitsymptom)
- Allgemeine Mattigkeit und Müdigkeit, die sich durch verstärktes Ausruhen bzw. körperliche Aktivität nicht deutlich bessert
- Allgemeines Unwohlsein, Krankheitsgefühl
- Magen-Darm-Probleme verschiedenster Art (Magendruck, Blähungen, Krämpfe, Verstopfung/Durchfall etc.)

- Konzentrationsprobleme, Beeinträchtigung der Merkfähigkeit (häufig Leitsymptom bei älteren Patienten)
- Innere Unruhe, unerklärliche Angespanntheit
- Appetitlosigkeit – manchmal auch Heißhungerattacken
- Gewichtsverlust
- Leichte Erschöpfbarkeit
- Kloß im Hals
- Mundtrockenheit
- Körperliche Missempfindungen wie Knochen- oder Muskelschmerzen, die kaum lokalisierbar sind (häufig ein Leitsymptom bei älteren Menschen)
- Schmerzen oder Druckgefühl im Brustbereich
- Kopfschmerzen oder Druckgefühl im Kopf
- Schwindel
- Erhöhung von Pulsfrequenz und Blutdruck
- Hitzewallungen oder Kälteschauer
- Geräusch- oder Lichtüberempfindlichkeit
- Beeinträchtigung des Geschmackssinns
- Angstsymptome wie Herzrasen, Schwitzen, Zittern etc.
- Sinnestäuschungen mit Halluzinationen
- Verminderung des sexuellen Interesses

Seelische Symptome

- Allgemeine Niedergeschlagenheit, Bedrücktheit
- Lust- und Freudlosigkeit
- Das Gefühl der Sinnlosigkeit
- Neigung zum Grübeln
- Gereiztheit
- Neigung zum Weinen
- Scham- und Schuldgefühle
- Minderwertigkeitsgefühle
- Das Gefühl, körperlich schwerkrank zu sein
- Das Gefühl, innerlich versteinert zu sein, nichts empfinden zu können
- Mutlosigkeit und Pessimismus
- Das Gefühl, überfordert zu sein, und damit verbundenes Gefühl zu versagen
- Ängstlichkeit
- Angst

Ursachen von Depressionen

Es gibt nicht die typische Depression, die typische Ursache oder den typischen Auslöser. Vielmehr kann eine ganze Reihe von Faktoren einen »Ausbruch« der Erkrankung verursachen. Letztlich wirken alle Faktoren auf den Stoffwechsel des Gehirns; eine Störung dieser komplexen Vorgänge kann dann die Depression anstoßen.

Eine wichtige Rolle scheint die genetische Veranlagung zu spielen. Studien zeigen, dass Menschen, deren Eltern an einer Depression leiden, ein erhöhtes Krankheitsrisiko aufweisen. Wie stark dieser Einfluss ist, wird in der Fachwelt allerdings heftig diskutiert.

Oftmals treten Depressionen in zeitlichem Zusammenhang mit belastenden Ereignissen wie dem Verlust eines geliebten Menschen, Stress am Arbeitsplatz oder Streit innerhalb der Familie auf. Doch selbst positive Ereignisse wie beispielsweise eine Beförderung oder der Abschluss eines anstrengenden Projektes können Depressionen auslösen.

Psychische Faktoren haben ebenfalls eine große Bedeutung. So führen nicht selten

unbehandelte Angsterkrankungen in eine Depression. Die Betroffenen schränken ihren persönlichen Radius, ihr Verhalten nach und nach derart ein, dass sie sich plötzlich in einem Korsett wiederfinden, das sie nicht mehr ohne Hilfe ablegen können. Die Depression ist hier Folge der entstandenen Isolation.

Nicht zuletzt kann eine Depression auch körperliche Ursachen haben – sie kann beispielsweise Begleiterscheinung einer Schilddrüsenerkrankung oder eines Gehirntumors sein. Auch Medikamente können als Nebenwirkung Depressionen auslösen. Frauen im Wochenbett haben eine erhöhte Neigung zu Depressionen, ausgelöst durch die plötzliche hormonelle Umstellung nach der Geburt. Bei den meisten Frauen trägt diese Phase die Züge einer depressiven Verstimmung; sie verfliegt nach ein paar Wochen mehr oder weniger von selbst. Einige jedoch rutschen in eine tiefe und häufig Monate andauernde Depression, die unbedingt einer sorgsamen Behandlung durch einen Fachmann bedarf.

Behandlung von Depressionen

Kleinere Phasen seelischer Dunkelheit müssen nicht zwingend behandelt, sollten aber genau beobachtet werden. Denn wie bereits erwähnt, besteht die Gefahr einer schleichenden Verschlechterung – sie können sich unter ungünstigen Umständen zu mittelschweren Depressionen entwickeln, mittelschwere Depressionen können in schwere Zustände übergehen. Depressionen ab mittelschwerem Grad werden in der Regel zweigleisig behandelt: Medikamente sollen den Antrieb steigern und die negativen Gefühle auflösen. Über verhaltenstherapeutische Maßnahmen soll der Patient zudem schädigende Denk- und Verhaltensmuster erkennen lernen. Auch psychoanalytische Ansätze, die die tiefen Gründe für Depressionen hinterfragen, können hilfreich sein. Hier müssen sich Betroffene allerdings auf eine mehrjährige Behandlung einlassen.

Zwölf Seelenhelfer

Für Ängste und Depressionen gibt es viele Ursachen. Es ist jedoch möglich, die eigene Widerstandsfähigkeit grundlegend zu stärken. Im Prinzip sind es zwölf Punkte, welche die seelische Gesundheit und innere Ausgeglichenheit fördern. Diese zwölf Seelenhelfer lauten:

1. Die eigene Persönlichkeit akzeptieren
2. Freundschaften pflegen
3. Sich engagieren
4. Sport treiben
5. Sich Zeit für sich selbst nehmen
6. Freunden von Problemen erzählen
7. Schöpferisch sein
8. Sich weiterbilden
9. Im Zweifel nach Hilfe fragen
10. Durchhalten
11. Partnerschaft und Sexualität pflegen
12. An etwas glauben

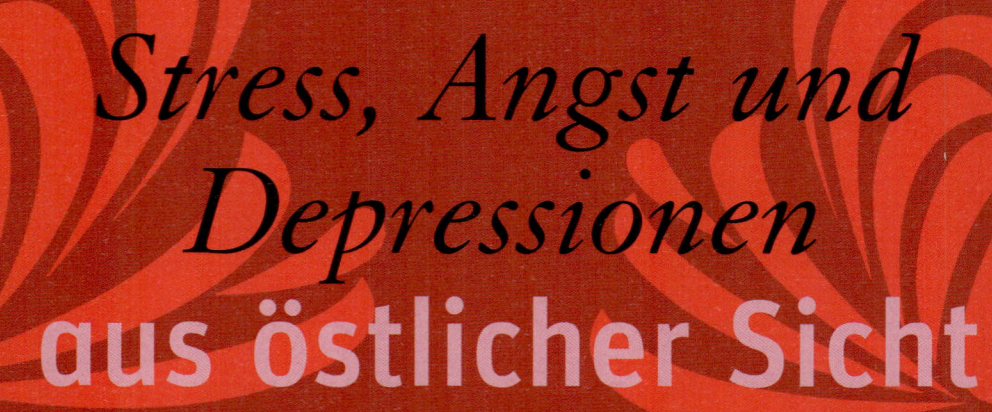

Stress, Angst und Depressionen

aus östlicher Sicht

In der Chinesischen Medizin sind Stress, Angst und

Depressionen auf eine Störung oder Blockade im Energiefluss

zurückzuführen. Bei der Behandlung gilt es diese Störung

zu erkennen und zu beheben.

Zwei wichtige Prinzipien der Chinesischen Medizin

Wie bereits erläutert, wird in der Chinesischen Medizin der Körper als Einheit betrachtet, in dem die Lebensenergie Qi in verschiedenen Leitbahnen fließt. Eine Störung innerhalb dieser energetischen Abläufe macht den Körper krank – und diese Störung hat nicht nur körperliche, sondern auch seelische Auswirkungen.

Nach Auffassung der TCM hat eine Stauung des Qi-Flusses in einer Leitbahn nie nur singuläre Folgen, sondern Auswirkungen auf diverse Mechanismen im Körper – eine Krankheit kommt demnach nie allein. Dahinter steht die Vorstellung, dass die Stauung der Energie im Körper an einer Stelle einen Überfluss und an anderer Stelle einen Mangel erzeugen muss. So, wie die Stauung eines Flusses an einem Ufer zu einer Überflutung führt und eine andere Stelle austrocknen lässt. Wenn ein Organ krank ist, muss also zwangsläufig ein weiterer Bereich des Körpers irgendwie betroffen sein. Manchmal ist diese Wechselwirkung ganz augenfällig. So neigen Menschen mit Neurodermitis häufig zu schweren bronchialen Infekten oder Menschen mit Erkrankungen des Knochenapparates (z. B. Rheuma) plagen sich oftmals mit Blasenerkrankungen. Da der Mensch in seiner Gesamtheit betroffen ist, hat eine Qi-Störung allerdings nicht nur körperliche, sondern auch seelische Auswirkungen und Wechselwirkungen. So fällt bei Patienten mit hartnäckiger Neurodermitis beispielsweise auf, dass sie zu einer Art Trauer neigen.

Natürlich kennt jeder von uns Trauer, aber diese Menschen halten oft länger an Vertrautem fest, als ihnen das guttut, und tendieren so zu einer Art übersteigertem Abschiednehmen. Menschen mit rheumatischen Auffälligkeiten wiederum sind oft sehr ängstliche Typen.

Solche Störungen müssen natürlich nicht auftreten, sie sind aber gerade bei längerer Krankheitsdauer sehr wahrscheinlich. Zudem muss eine Störung nicht unbedingt offensichtlich sein. Viele Begleiterscheinungen einer Qi-Problematik werden erst im späten Krankheitsverlauf deutlich, obwohl sie in der Anlage bereits vorhanden sind. Wie eben bei einem gestauten Fluss die Überflutung sofort sichtbar wird, das Flussbett dahinter aber erst mit der Zeit langsam austrocknet. Aus chinesischer Sicht sind es die übermäßigen Emotionen, die auf Dauer einen negativen Effekt auf die Organe oder die Lebensenergie Qi haben. Hier macht also die Seele den Körper krank. Ebenso kann ein vorgeschädigtes Organ die zunächst gesunde Seele in Mitleidenschaft ziehen. So werden Menschen mit einem schwachen Magen im Laufe der Zeit häufig grüblerisch – laut TCM ein nachvollziehbarer Effekt.

Aber warum neigen Magenkranke zum Grübeln? Warum trauern Neurodermitiker mehr als andere und warum haben Menschen mit rheumatischen Problemen häufiger Angst? Um verstehen zu können, in welchen Zusammenhang die Chinesische Medizin psychische Probleme setzt, muss man sich mit den Grundprinzipien der fernöstlichen Heilkunst vertraut machen.

Yin und Yang und die Wandlungsphasen

Im Folgenden werden wir Ihnen zwei Prinzipien erläutern, die für das Verständnis der TCM wichtig sind: Yin und Yang sowie die Wandlungsphasen. Die Begriffe beschreiben bestimmte Lebensäußerungen, Phänomene etc., die zum besseren Verständnis diesen Prinzipien zugeordnet wurden. Sie ordnen über Hunderte und Tausende von Jahren angesammelte Erkenntnisse einer Erfahrungsmedizin, die für Laien kaum nachvollziehbar sind. Natürlich beruht die Chinesische Medizin nicht nur auf den Prinzipien Yin und Yang sowie den Wandlungsphasen. Diese beiden Begriffe jedoch erlauben es, sich zumindest einen groben Überblick über das Wesen der TCM zu verschaffen, denn durch sie sind die Zusammenhänge von körperlichen und seelischen Vorgängen etwas besser nachvollziehbar.

Wenn Sie durch dieses Buch das erste Mal mit Begriffen und Begrifflichkeiten der Chinesischen Medizin konfrontiert werden, mögen Sie auch nach den folgenden Erklärungen die Ideen dahinter nicht gleich bis in die letzten Einzelheiten erfassen können. Zu komplex und für einen westlich geprägten Menschen auch verwirrend ist die Philosophie, die diesen zugrunde liegen. Sie werden aber ein gewisses Gefühl dafür entwickeln, wie sehr die Chinesische Medizin den Menschen als Teil der Natur identifiziert. Der Mensch ist demnach als Mikrokosmos Teil des Universums: ein Abbild, in dem sämtliche Naturphänomene des Seins eine Entsprechung finden.

Diese Theorie der Entsprechungen ist Kernstück der chinesischen Lebensphilosophie und auch zentraler Punkt der chinesischen Heilkunst. Wenn Sie dies verinnerlichen, lässt sich die oft blumige Art der Chinesen, körperliche und seelische Vorgänge zu erklären, leichter verstehen.

Das Prinzip Yin und Yang

Yin und Yang sind nach chinesischer Auffassung die Urkräfte jeglichen Lebens, ja jeglichen Seins. Zwischen ihnen, den absolut gegensätzlichen Polen, spielt sich das Leben ab. Sie bilden ein Gleichgewicht, das den freien Fluss der Lebensenergie Qi beeinflusst.

Yin und Yang bilden ein dynamisches Gegensatzpaar: Sie sind im Prinzip unvereinbar – in ihrer Gesamtheit jedoch bilden sie eine Einheit, ebenso wie Tag und Nacht, Sommer und Winter, warm und kalt, klein und groß etc. Yin ist die sich zusammenziehende Energie. Sie steht für das Weibliche, Weiche, die Nacht, Verdichtung, Kälte, Passivität und Rückzug. Yang ist die sich entfaltende Energie. Sie repräsentiert das Männliche, Harte, Feuer, Wärme, Aktivität und Tatkraft.

Zwar drücken Yin und Yang einerseits polare Gegensätze aus, andererseits bedeuten sie auch den Wandel aller Dinge. Sie stehen für den leisen, unmerklichen Wandel, da es sich bei diesen gegensätzlichen Kräften nicht um eine starre Struktur, sondern um Kräfte in ständiger Bewegung handelt: Aus dem Tag wird die Nacht, aus dem Sommer wird der Winter, auf die Wärme folgt die Kälte etc. Nach chinesischer Auffassung wohnt

jedem Yang ein Yin und jedem Yin ein Yang inne. Nichts ist ausschließlich Yin, und nichts ist ausschließlich Yang. Wenn die eine Kraft besonders stark ist, ist die andere besonders schwach. Doch auf ihrem Höhepunkt nimmt die eine Kraft wieder ab und die andere wieder zu. So birgt jeder Anfang ein Ende und jedes Ende birgt einen (Neu-)Anfang. Besonders gut ist das Prinzip bei der Betrachtung der Jahreszeiten zu verstehen. Aus dem Frühling wird der Sommer, aus dem Sommer der Herbst, aus dem Herbst der Winter, aus dem Winter der Frühling und aus diesem wieder der Sommer etc. Auf der absoluten Höhe des Sommers, wenn das Yang des Sommers am stärksten ist, beginnt das Kräfteverhältnis sich wieder dem Yin zuzuneigen, das dann auf der Höhe des Winters seine stärkste Kraft entfaltet.

Diesem ständigen Kreislauf ist nach chinesischer Auffassung das gesamte Leben mit all seinen Facetten unterworfen. Gesundheit, Freundschaft, Liebe, Glück etc. In unseren größten Glücksmomenten bahnen sich schon Krisenzeiten an, und in den schlimmsten Krisenzeiten steigt das Glück auf. Wenn wir in Liebe und Freundschaft schwelgen, kann schon der Samen der Uneinigkeit aufgehen. Und wenn wir glauben, robust und stark zu sein, befindet sich der Keim der Krankheit bereits in uns.

In der Chinesischen Medizin spielt das Prinzip von Yin und Yang eine wichtige Rolle: Krankheit ist die Folge eines gestörten Gleichgewichts von Yin und Yang, das zu einer Stauung des Energieflusses führt. Ziel der Behandlung ist es, das Gleichge-

wicht wiederherzustellen und somit den Energiefluss zu harmonisieren.

Körper, Geist und seelische Abläufe werden dem Prinzip zugeordnet. Bestimmte Körperteile sind eher Yin, andere eher Yang. Der weiche Bauch ist empfindlich und damit eher Yin, der Rücken ist robust, durch Muskeln und Knochen geschützt und somit eher Yang. Magen und Darm sind hauptsächlich Yang, Milz und Leber aber Yin. Mit den seelischen Abläufen verhält es sich ebenso: Die Freude ist ein ausgeprägter Aspekt des Yang, die Angst dagegen ist stark Yin.

Im Idealzustand befindet sich der Mensch in einem ausgeglichenen Yin-Yang-Verhältnis. Dieser Zustand kann nach chinesischer Auffassung auf vier verschiedene Weisen gestört sein. Durch:

- **Überwiegen des Yin**
- **Überwiegen des Yang**
- **Schwäche des Yin**
- **Schwäche des Yang**

Für den chinesischen Mediziner ist entscheidend, was zu dem Ungleichgewicht führte – also ein Überwiegen oder eine Schwäche. Dies wird dann entsprechend behandelt. Typisches Beispiel sind die Hitzewallungen in den Wechseljahren. Aus chinesischer Sicht nimmt mit zunehmendem Lebensalter das Yin ab, die aktiven Yang-Kräfte bleiben aber in vollem Maße erhalten. Das Ungleichgewicht, zu wenig Yin, zu viel Yang, führt zu einer Disharmonie. Den Überschuss an Yang-Energie versucht der Körper durch die Hitzewallungen loszuwerden. In der Therapie muss also das ausgleichende Yin gestützt bzw. gestärkt werden.

Das Prinzip der fünf Wandlungsphasen

Beim Prinzip der fünf Wandlungsphasen handelt es sich im Grunde um eine Präzisierung von Yin und Yang. Die Wandlungsphasen liefern den Bezugsrahmen zu einer besseren und lebensnahen Einordnung.

Wie bereits erläutert, befinden sich die Pole Yin und Yang stetig im Wandel. Sie erzeugen einen Kreislauf, dem das ganze Leben unterworfen ist. Wenn Sie sich das Yin-Yang-Symbol genau ansehen, werden Sie feststellen, dass sich dieser Kreislauf eigentlich in vier Phasen unterteilen lässt: eine Phase, in der sich das Yang noch ausdehnt, eine Phase, in dem es voll entfaltet ist, eine Phase, in dem das Yin noch klein ist, und eine Phase, in dem das Yin am größten ist. Eine fünfte Phase ergibt sich aus der Vorstellung, dass das Rad des Lebens sich stetig weiterdreht – und zwar um die eigene Achse.

Die fünf Elemente

Diese fünf Phasen benannten die Chinesen nach den fünf Elementen Holz, Feuer, Metall, Wasser und Erde, weil ihrer Ansicht nach alles im Leben in Übereinstimmung mit den fünf Elementen geschieht.

Sämtliche Abläufe des Lebens wurden von den Chinesen diesen fünf Elementen, den fünf Wandlungsphasen, zugeordnet: Jahreszeiten, Planeten, Töne, Gerüche, menschliche Organe, Fähigkeiten, Gefühle etc. Alles, was sich zwischen Himmel und Erde abspielt, wird damit quasi katalogisiert und somit besser verständlich. Dabei geht es keineswegs um Vereinfachung. Die fünf Wandlungsphasen ord-

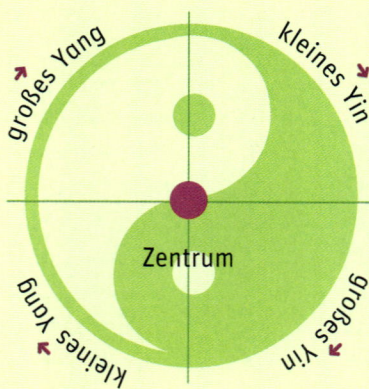

Die fünf Phasen in Yin und Yang

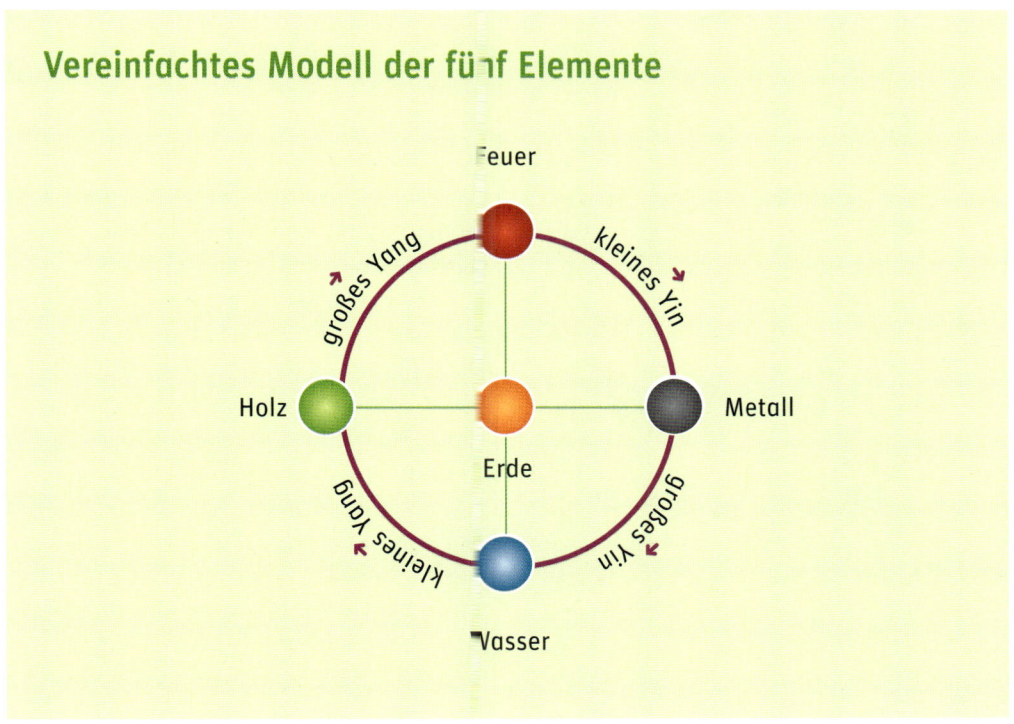

nen lediglich bestimmte Phänomene, die eng miteinander zusammenhängen, einander zu. Den einzelnen Phasen zugeordnet sind also Vorkommnisse, Ereignisse und Begebenheiten, die entweder sehr ähnlich sind, ähnlichen oder denselben Abläufen unterworfen sind oder miteinander einhergehen. Beim eingangs erwähnten Beispiel der Jahreszeiten ergibt sich folgende Zuordnung: Das Element Holz steht für den Frühling, das Element Feuer repräsentiert den Sommer, die Erde steht für den Spätsommer mit seiner besonderen Fülle, das Element Metall repräsentiert den Herbst, und das Wasser steht für den Winter. Dabei stellt die Wandlungsphase Erde das verbindende Zentrum aller Elemente dar.

Die Reihenfolge der Hervorbringung

Am Beispiel der Jahreszeiten wird deutlich, dass die Elemente und ihre Zuordnungen in ganz bestimmten Wechselbeziehungen zueinander stehen. Die »Reihenfolge der Hervorbringung« beschreibt dabei die Abläufe innerhalb der natürlichen Zyklen. So bringt das Element Holz (der Frühling) das Element Feuer (den Sommer) hervor, das Feuer (der Sommer) die Erde (den Spätsommer), die Erde (der Spätsommer) das Metall (den Herbst), das Metall (der Herbst) das Wasser (den Winter) und das Element Wasser (der Winter) bringt das Element Holz (den Frühling) hervor. Denn Holz

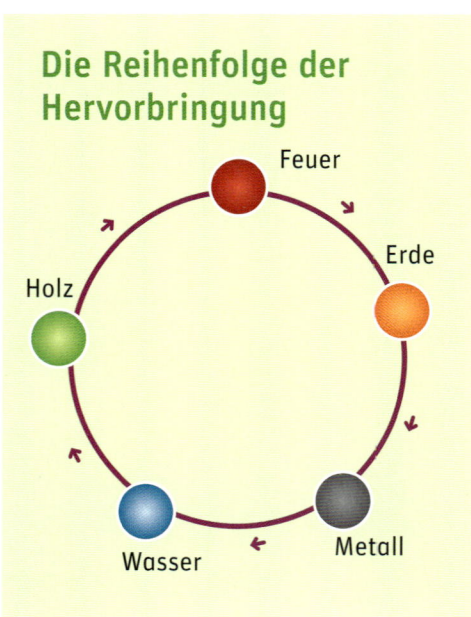

Die Reihenfolge der Hervorbringung

Feuer
Erde
Holz
Wasser
Metall

nährt das Feuer, aus der daraus entstehenden Asche wird Erde, die Erde bringt in ihren Tiefen das Metall hervor, das Metall reichert das Wasser mit Mineralien an, das Wasser lässt die Bäume (das Holz) wachsen etc. Die Reihenfolge der Hervorbringung beschreibt einen Prozess der ständigen Erneuerung – den Zyklus des Lebens.

Fünf Elemente, fünf Wandlungsphasen

Das Element Holz kennzeichnet auch die Farbe Grün und den Osten, das Feuer die Farbe Rot und den Süden, die Wandlungsphase Erde die Farbe Gelb und die Mitte, das Metall steht für Weiß und den Westen und das Wasser für Blau und Norden. Dies sind alles Zuordnungen, die – mit ein bisschen Phantasie – auch dem Laien irgendwie logisch erscheinen. Die

Chinesen kennen aber etliche weitere Zuordnungen, die für westlich geprägte Menschen teilweise sehr schwer nachvollziehbar sind: So steht das Holz für den Geschmack sauer und den Zorn, das Feuer für scharf und die Freude, die Erde für Süßes und das Grübeln, das Metall für Scharfes und die Trauer und das Wasser für salzig und die Angst.

Und es wird noch komplizierter: Die Wandlungsphasen repräsentieren auch bestimmte Organe, denen wiederum Uhrzeiten zugeordnet sind, in denen sie ihr Höchstmaß der Energie entfalten. So gehören beispielsweise zum Element Holz die Organe Leber und Gallenblase mit den Tageszeiten 1 bis 3 Uhr nachts für die Leber und 23 bis 1 Uhr für die Galle. Derlei Aufzählungen sind quasi unendlich fortsetzbar. Sie entspringen einer jahrtausendealten Volksmedizin, die sämtliche Lebensphänomene beobachtet und klassifiziert hat. Sie müssen nicht jede Entsprechung verstehen, wichtig ist, die These einfach einmal anzunehmen. Manche Erkenntnisse der alten Chinesen erschließen sich erst mit der Zeit und durch eigenes Erfahren. Im Folgenden werden die einzelnen Wandlungsphasen eingehend beschrieben. Eine Übersicht über die Wandlungsphasen und ihre Zuordnungen finden Sie in der vorderen Klappe des Buches.

Wandlungsphase Holz

Der Wandlungsphase Holz entspricht die Energie des kleinen Yang – eine Energie, die im Begriff ist, sich auszudehnen. Sie repräsentiert alle Phasen des Wachstums: in der Natur die Zeit des Frühlings, wenn

der Samen aufgeht, die Knospen sprießen und zur Blüte gelangen; im menschlichen Leben die Kindheit bis hin zur Jugend, die Zeit, in der wir geformt und geprägt werden und heranreifen.

Aber natürlich reifen wir nicht nur in den ersten Jahren unseres Lebens. Immer wieder stehen wir vor Herausforderungen, die unser Leben auf den Kopf stellen, erleben wir Situationen, in denen wir mit etwas Neuem konfrontiert werden oder wir uns selbst ganz bewusst mit Neuem konfrontieren. Zur Wandlungsphase Holz gehört daher die Fähigkeit zu planen, zu organisieren und das Bedürfnis, etwas in die Tat umsetzen zu wollen.

Wenn man nun diese Erkenntnisse weiterspinnt, lassen sich diverse weitere Entsprechungen zuordnen – und das System der Chinesen wird plötzlich ein wenig verständlicher:

- Wer etwas plant, muss kreativ sein und über eine gewisse Spontaneität verfügen. Im besten Sinne geht es auch um Toleranz und Offenheit.
- Wer seine Ideen in die Tat umsetzen will, ist auf dem Sprung. Muskeln und Sehnen zeugen von der Dynamik und der Spannkraft des Holzelements.
- Wer etwas plant, hat ein Ziel vor Augen. So gehören die Augen als Sinnesorgan zur Wandlungsphase Holz. Die Chinesen sind überzeugt, dass die Sehfähigkeit eines Menschen mit der Qualität seiner Holzenergie in direktem Zusammenhang steht.
- Werden die aufstrebenden Kräfte behindert, ergeben sich für die Betroffenen zwei typische Verhaltensmuster. Auf der einen Seite eine überangepasste seelische Enge mit Zügen von Intoleranz und Steifheit. Auf der anderen Seite Kompromisslosigkeit, Aggression und extreme Wut mit Hang zum Geiz – pekuniärer wie psychischer Art.
- Wer sich ärgert, dem läuft die Galle über – sagt (auch) der westliche Volksmund. Wen wundert's: Die Organe, die dem Element Holz zugeordnet werden, sind die Galle und die Leber.

Äußerlich erkennbar ist der Holz-Typ an seiner meist kräftigen Statur. Er erscheint sehr vital und eifrig. Eine typische Charaktereigenschaft ist seine ausgeprägte Neugierde. Dies macht ihn auch zu einem sehr leidenschaftlichen Typ, der sich für Ideen in besonderer Weise begeistern kann. Gleichzeitig hat er sehr hohe moralische Ansprüche an seine Mitmenschen, aber auch an sich selbst. Er kann sich im besten Falle selbst gut annehmen und wahrnehmen und weiß seine Bedürfnisse ganz gut einzuschätzen.

Typische Krisen entstehen für ihn aus Stagnation und Hemmung, wenn man ihn, den Macher, nicht so lässt, wie er möchte, oder aber wenn er an seinen eigenen Zielen scheitert. Daraus entwickelt der Holz-Typ eine deutliche Frustration, die in der Folge zu übermäßigem Zorn führt. Typische seelische Verstimmungen sind durch frustrierende Ereignisse ausgelöste Depressionen. Klassische Ängste zeigen sich beim Holz-Typ seltener. Wenn er allerdings nicht in der Lage ist, seinen übermäßigen Zorn und seine Aggression auszuleben, besteht die Gefahr von Panikattacken. Sie entstehen durch eine Störung der Atmung, die durch die Aggression

einerseits und die Unterdrückung des Impulses andererseits aus dem Takt gerät.

Wandlungsphase Feuer

Der Wandlungsphase Feuer entspricht das große Yang: eine Energie, die von innen nach außen gerichtet ist und sich nicht weiter ausdehnt, da sie ihr Maximum erreicht hat. In der Natur entspricht die Wandlungsphase Feuer dem Früh- und Hochsommer, im Leben eines Menschen in etwa der Phase zwischen 15 und ca. 35 Jahren.

Es ist die Zeit, in der beim Menschen seine ganze Kraft, seine Fähigkeiten und Stärken, die er in der Jugend (im Holz-Element) angesammelt hat, zutage treten. Nun kommt sein Temperament zum Tragen, Ziele werden in die Tat umgesetzt. Es ist die Zeit der Begeisterung und der größtmöglichen Kraftentfaltung für anderes, für andere und für sich selbst – wenn wir für unser Leben brennen.

- Wer für Dinge, Ziele, Ideen brennt, erlebt glückliche Momente. So steht die Freude für das Element Feuer.
- Freude erfüllt den Menschen in seiner Gesamtheit – seelisch, aber auch körperlich. So stehen die Gefäße als System, das sämtliche Körperteile verbindet, für das Element Feuer.
- Wenn wir Feuer und Flamme sind, dann sind wir mit dem Herzen dabei. So steht das Herz für das Element Feuer – ebenso wie der Dünndarm. Wie das Herz die psychischen und menschlichen Dinge unterscheidet, so teilt der Dünndarm nach TCM-Lesart unsere aufgenommene Nahrung in Brauchbares und Unbrauchbares.
- Wer erfreut und begeistert ist, möchte sich mitteilen. So steht das Element Feuer auch für die Sprache.
- Unsere Sprache hängt direkt mit der Zunge zusammen. So ist die Zunge das der Wandlungsphase Feuer zugeordnete Sinnesorgan.

Der Feuer-Typ ist lebendig, lebhaft, ja quirlig und bis in die Haarspitzen energiegeladen. Er kann kaum länger still sitzen und ist voller Tatendrang. Wenn andere erschöpft auf dem Sofa zusammensacken, geht für ihn der Spaß erst richtig los. Er nimmt das Leben von seiner fröhlichen Seite und lebt seine Bedürfnisse allzu gerne aus. Der Feuer-Typ erscheint sehr ausgeglichen und fröhlich. Er verfügt über eine Stärke, um die ihn manch andere beneiden – die Selbstachtung, die Selbstliebe. Das macht ihn für andere attraktiv und befähigt ihn, erfrischend herzlich zu sein. Wenn seine Liebe nicht erwidert oder zurückgewiesen wird, kann der Feuer-Typ in tiefe Traurigkeit verfallen oder gar eiskalt werden: eine Note der Depression, die eine starke, sehr zerstörerische Kraft mit sich bringt. Der Feuer-Typ pflegt einen oftmals extremen Lebenswandel mit wenig körperlichen Ruhephasen er geht allzu oft an seine Grenzen, ohne diese überhaupt wahrzunehmen. Daher drohen neben Suchtproblemen auch Erschöpfungsdepressionen sowie Burn-out-Symptome, die sich quasi ohne Ankündigung einstellen können.

Wandlungsphase Erde

Das Element Erde nimmt im Vergleich zu den anderen vier Elementen eine Son-

derstellung ein. Denn die Erde ist das Zentrum, um das sich die anderen Elemente drehen, sie ist ihre Quelle, ihr Bezugspunkt. Die Richtung der Wandlungsphase Erde ist zentrierend und kreisend. Sie entspricht dem Spätsommer – einer Jahreszeit, die es streng genommen für sich alleine nicht gibt, die aber wegen ihrer Fülle und Kraft (Erntezeit) eben eine Sonderstellung innehat.

Im menschlichen Leben korrespondiert die Wandlungsphase Erde mit dem Alter zwischen ca. 35 und 60 Jahren, wenn wir die Früchte unsere Tuns ernten, wenn wir genießen können, was wir uns in der Wandlungsphase Feuer aufgebaut haben. Es ist eine Phase der Harmonisierung und der Ordnung, in der uns Vernunft und Erfahrungen eine gewisse Erdung verschaffen. Sie bedeutet Gleichmut sowie die Stabilisierung des Geistes und der Seele. Die Erde ist unser Lebensraum – und das in doppelter Hinsicht: Wir leben auf ihr, aber auch von ihr. Das macht sich in vielen Entsprechungen bemerkbar:

- Das Element Erde als unsere Versorgungsquelle steht für die Aufnahme von Nahrung über die Entsprechungen Mund und Lippen.
- Die Erde steht auch für die Aufnahme unseres Essens im Körper selbst – also das Verdauen, Auswerten, Verteilen und Speichern der Nahrung durch Magen und Milz.
- Der Mensch muss nicht nur Lebensmittel aufnehmen. Es gilt auch seelische Eindrücke zu »verdauen«, also zu verarbeiten – was im besten, aber auch im schlechtesten Sinn Grübeln bedeutet. Grübeln kann heißen, innerlich Argumente abzuwägen, aber auch, sich dauernd zu sorgen.
- Das Fleisch bzw. das Bindegewebe steht ebenfalls für die Wandlungsphase Erde. Laut TCM zeigt es besonders gut an, über welches Maß an stabilisierender Erde-Energie ein Körper verfügt. So wird ein chinesischer Arzt immer darauf achten, ob das Fleisch fest, schlaff oder gespannt ist.
- Wem die Erdung fehlt, der wird letztlich oberflächlich bleiben und Schwierigkeiten haben, sein Leben zu gestalten. Er wird sich in Beziehungen nur unverbindlich zeigen und vergeblich »seinen Platz« im Leben suchen.

Körperlich ist der Erde-Typ in der Regel an seinen Rundungen zu erkennen. Er ist weich, freundlich, und warm. Er liebt gutes Essen und verwöhnt auch andere Menschen gerne damit. Seine Reife und Ruhe machen ihn zu einem gern befragten Ratgeber. Der Erde-Typ ist sehr mitfühlend und ist sich seiner Stärken und Schwächen wohl bewusst. Wenn er aber mal nicht geerdet ist, ist er nervös und unausgeglichen.

Erde-Typen neigen dazu, sich in Krisenzeiten ganz um sich selbst zu drehen. Sie grübeln, wenden die Probleme hin und her, finden aber aufgrund des innerlichen Drucks letztlich keine Lösung. Je mehr sie sich auf ihre eigenen Schwierigkeiten konzentrieren, je mehr verlieren sie die Bodenhaftung, den Kontakt zum normalen Leben und zu ihrem Umfeld. Plötzlich bekommen sie den Eindruck, nicht mehr dazuzugehören, ausgeschlossen zu sein. Unsicherheiten führen zu Entschei-

dungsschwierigkeiten und diese wiederum zu noch größerer Unsicherheit. Das Gefühl, alleingelassen, einsam zu sein, führt zu starker Selbstzentrierung, ja Egozentrik, was wiederum noch einsamer macht. Sorgen führen zu Befürchtungen, diese wiederum zu noch mehr Sorgen und mehr Befürchtungen etc. Es entstehen diverse Negativ-Kreisläufe, denen nur schwer zu entkommen ist. Aus diesen seelischen Belastungen heraus entwickeln sich unter Umständen Erschöpfungsdepressionen oder Burn-out-Symptome.

Wandlungsphase Metall

Der Wandlungsphase Metall entspricht das kleine Yin. Die Energie zieht sich zusammen, wird also kleiner und ist von außen nach innen gerichtet. Dieser Wandlunsgphase ist die Jahreszeit Herbst zugeordnet, in der sich die Säfte der Pflanzen langsam wieder in die Erde zurückziehen. Übertragen ins menschliche Leben kennzeichnet sie die Phase der Reife und der Besinnung auf die ureigenen Kräfte, das »Rentenalter«, das Leben ab 60.

So, wie die nach außen drängende Wandlungsphase Holz dafür steht, sich zu entfalten, geht es bei der sich nach innen wendenden Wandlungsphase Metall darum, das wahre Ich herauszuarbeiten, den Blick nach innen zu richten und die Vergangenheit aufzuarbeiten. Die Lebenserfahrung eröffnet dabei den Sinn für Gerechtigkeit und lässt uns besser verstehen, wie das Leben wirklich ist – sie ist die Wandlungsphase der Tugenden Weisheit und Wissen. Zu ihr gehört die Fähigkeit, sich selbstbewusst mitzuteilen und andere mit dem Gesagten zu begeistern,

wie auch die Fähigkeit zuzuhören und sich von anderen berühren zu lassen, im besten Sinne sensibel zu sein. Sie zeugt von der Kraft, Kontakt zu anderen zu ertragen oder auch genießen zu können – mit dem Wissen, all dies auch wieder verlieren zu können. Das wiederum hat mit Hoffnung und Glauben zu tun, was ebenfalls eine wesentliche Stärke des Elements Metall darstellt. Letztlich steht diese Wandlungsphase für bedingungslose Hingabe, die eigenes Wollen und Wünschen hintanstellt – eigentlich die reinste und wahrste Form der Liebe.

Entsprechend der sich zusammenziehenden Energie repräsentiert die Wandlungsphase Metall die Konzentration auf das Wesentliche, das Loslassen. Alles, was stört und unnötig ist, wird verarbeitet bzw. ausgeschieden, wobei hier der Kontakt nach außen das entscheidende Kriterium ist.

- So steht die Wandlungsphase Metall für den Dickdarm. Er fungiert quasi als Müllabfuhr des Organismus.
- Die Lunge führt uns etwas Wesentliches zu, ohne das wir nicht überleben können: den Sauerstoff. Gleichzeitig befreit sie uns von der verbrauchten Luft und ist damit wohl eines der wichtigsten Organe, um unsere Energie zu sammeln. Sie ist ein besonderes Organ, da sie einerseits ohne unser Zutun arbeitet, aber auch Körper und Geist bei Problemen durch bewusstes Atmen harmonisieren kann.
- Unsere Haut stellt eine durchlässige Grenze dar, die wie die Lunge atmet und wie der Dickdarm Gift ausscheidet. So wundert es nicht, dass viele Haut-

erkrankungen mit Verdauungsproblemen einhergehen oder auch von Lungenproblemen begleitet werden.

- Die Nase entspricht der Wandlungsphase Metall mit ihrer Fähigkeit, (gereinigte) Luft (in die Lunge) zu atmen. Sie symbolisiert aber auch das Wittern, das Erahnen von Kommendem.
- Kummer und Trauer sind Gefühle, die unseren Geist reinigen. Wir nehmen damit Abschied von Verlorenem, entlasten die Seele und entdecken am Ende eines jeden Trauerprozesses neue Kraft in uns selbst. Trauer befreit uns, wir können loslassen. Im Übermaß kann sie auch erdrücken.

Der Metall-Typ ist optisch meist ein sehr zartgliedriger Mensch. Anders als der Erde-Typ ist er weniger weich als sensibel und feinsinnig. Er kümmert sich um die großen wie die kleinen Dinge des Lebens und wünscht sich Ordnung. Er interessiert sich für die Dinge, die das Sein ausmachen, schwelgt aber auch in den kleinen Details, die für ihn erst das Ganze ergeben. Er erscheint als Hüter der Gerechtigkeit und kann diese, wenn nötig, für einzelne Ziele doch wieder drangeben.

Psychisch ist er stabil und gleichzeitig labil. Ist der Metall-Typ in seinem Element, scheint er durch kaum etwas zu erschüttern zu sein. Er ist kraftvoll und ausgeglichen und hat auf die Fragen des Lebens so manche Antwort zu bieten. In der Krise aber schlägt dies um. Er verfängt sich schnell in der Trauer, ist labil und findet unter Umständen nicht so einfach zu gewohnter Stärke zurück. Hier kann der Metall-Typ in eine Depression rutschen. Außerdem wird der Metall-Typ gerne missverstanden, und zwar dann, wenn er sich in seiner Dünnhäutigkeit aus Angst vor Verletzung gegen Äußeres abschirmt – sei es durch überzogenen Stolz, Machtgehabe, Standesdenken oder Ähnliches. Diese Fehleinschätzung führt zu Ausgrenzung, die wiederum eine Depressionsneigung bedeuten kann.

Wandlungsphase Wasser

Das Wasser-Element, das Urelement des Lebens, entspricht dem großen Yin. Dabei handelt es sich um die Phase der maximalen Zusammenziehung, ein Punkt der Festigkeit, an dem es kaum noch Bewegung gibt, der damit aber gleichzeitig das größte Kraftpotenzial für die (baldige) Entfaltung bietet. Die Wandlungsphase Wasser ist dem Winter zugeordnet – einer Jahreszeit der Starre und der scheinbaren Unveränderbarkeit, in der die Natur ihre Kräfte auf ein absolutes Minimum beschränkt und für den erneuten Aufbruch im nahenden Frühling bündelt. Die Wandlungsphase Wasser repräsentiert unser seelisches wie unser körperliches Reservoir. Sie zeugt von unserem unbedingten Lebenswillen und der Macht der Existenz schlechthin. Diese Wandlungsphase spiegelt die Urkräfte allen Seins in uns wider, die aus scheinbar Unvereinbarem entstehen: Sie steht für den Tod und den dadurch möglichen Neuanfang im endlosen Zyklus der fünf Wandlungsphasen, für tiefste Ängste und für Furchtlosigkeit, für Selbstaufgabe und für Selbstbestimmung. Das Element Wasser ist ein Sinnbild für den Kampf, unser Leben

zu erhalten – eine sehr starke, oft unterschätzte Kraft, die uns Bedrohungen und schlimmstes Leid überstehen lässt. Die Kehrseite dieser Energie steht allerdings mit Kälte und Härte in enger Verbindung. Wenn man so will, steht das Element Wasser für ein Kraftreservoir. Es zeugt von der Fähigkeit, das eigene Potenzial zu mobilisieren und sich durchzusetzen, sowie dem Willen, zu sein. Es ist der Grundstock unseres Lebens, der uns Stabilität verleiht, sich aber meist erst zeigt bzw. wichtig wird, wenn uns andere Kräfte verlassen haben. Auffällig ist in diesem Element die intensive seelische Komponente.

- Die Stabilität eines Menschen zeigt sich am augenfälligsten in seinem Körperbau, seinem Skelettsystem. Die Knochen sind somit die körperliche Entsprechung der Wandlungsphase Wasser. Darin deutet sich bereits eine starke seelische Seite dieser Entsprechung an. Selbst im westlichen Sprachgebrauch existieren Ausdrücke wie »der Schreck fährt in die Glieder« oder »das geht durch Mark und Bein«.
- Ähnlich verhält es sich mit der Niere. »Das geht mir an die Nieren«, heißt es, wenn uns Dinge stark belasten. Die Chinesen kennen ebenfalls diesen Zusammenhang und haben die den Wasserhaushalt regulierenden Organe Niere und Blase der Wandlungsphase Wasser zugeordnet.
- Unser wohl wichtigster Sinn ist das Hören – auch er ist dem Wasser zugeordnet. Dinge zu hören, sie wahrzunehmen, ist ein entscheidender Faktor für das Überleben. Die Augen können uns täuschen und lassen sich zumindest teilweise durch das Hören ersetzen. Wer aber nichts hört, unterliegt der Gefahr von Sinnestäuschungen. Hören heißt aber auch Horchen. Wer die Fähigkeit besitzt, genau zuzuhören, kann viel eher die Wahrheit von der Lüge unterscheiden – was uns vor Unbill retten kann.
- Zum Überlebenselement Wasser gehört konsequenterweise die Angst. Sie ist wichtig für unser Bedürfnis nach Sicherheit, macht vorsichtig und weist uns in zumindest scheinbar sichere Schranken. Die Angst ist aber auch der natürliche Antagonist der Neugierde – sie verringert den Radius und lässt, wenn sie zu ausgeprägt ist, die Entdeckungsfreude verkümmern.

Der Wasser-Typ fällt auf durch seinen stabilen Körperbau. Dieser hat fast schon etwas Eckiges. Das Kinn ist breit, die Hüften stark, die Knochen haben etwas Massives und die Glieder sind markig. Wasser-Typen sind sehr kämpferisch, verfügen über eine extreme Willensstärke und versuchen ihre Ziele mit Beharrlichkeit durchzusetzen. Das Ego ist deutlich und wird auch gerne gezeigt und eingesetzt. Ein extremer Vorteil des Kämpfertyps im Wasser-Element ist seine Fähigkeit, Rückschläge einzustecken, Kräfte zu sammeln, wieder aufzustehen und weiterzumachen. Diese Fähigkeiten können sich gerade seelisch in extremer Weise gegen den Wasser-Typ wenden. Die kämpferische Note wird zur Einbahnstraße. Blindlings wird Zielen nachgejagt, die überhaupt nicht mehr überdacht oder relativiert werden. Energie und Wille verwandeln sich in

Starre. Hier droht durch ein Übermaß an Arbeit ein deutliches Burn-out-Syndrom, was durch eine gewisse Verbohrtheit in eine immer stärkere Negativ-Spirale führt. Typisch sind auch schwere Ängste ohne Auslöser, gleichzeitig ein Sicherungsbedürfnis nach erlittenen Verletzungen. Hemmungen, Verklemmtheit, totaler Rückzug in die menschliche Kälte sind nach Krisen typische Attitüden in der Wandlungsphase Wasser.

Die Reihenfolge der Kontrolle

Sie kennen nun die Bedeutung von Yin und Yang und wissen um die zentrale Idee der fünf Wandlungsphasen. Nun wollen wir Sie noch mit der »Reihenfolge der Kontrolle« bekannt machen. Sie ist für die Chinesische Medizin von großer Bedeutung, denn sie besagt, wie die Elemente (und ihre Zuordnungen) stabilisiert bzw. reguliert werden. Sie erklärt, wo die Chinesische Medizin mit ihren Therapien ansetzt. Die Reihenfolge der Kontrolle verhindert (normalerweise) einerseits auf natürliche Weise eine plötzliche Übermacht eines einzelnen Elements; andererseits zeigt sie den Zyklus auf, wie bei einer Entgleisung von außen Einfluss auf ein krankhaftes Geschehen genommen werden kann.

Veranschaulichen wir uns dafür noch einmal die fünf Elemente und wie sie der chinesischen Philosophie zufolge zusammenhängen: Das Element Holz nährt das Element Feuer, das Feuer bringt die Erde hervor, das Element Erde gebiert das Element Metall, das Metall nährt das Element Wasser und das Element Wasser

wiederum bringt das Element Holz hervor etc. Der Kontrollzyklus hat eine etwas andere Reihenfolge. Laut TCM kontrolliert ein Element immer das übernächste. Das Element Holz kontrolliert also das Element Erde, das Element Feuer kontrolliert das Element Metall, das Element Erde kontrolliert das Element Wasser, das Element Metall kontrolliert das Element Holz und das Element Wasser kontrolliert das Element Feuer.

Fangen wir mit der Erklärung von hinten an: Wasser kontrolliert das Feuer, denn es löscht das Feuer. Metall kontrolliert das Holz, denn mit Metall wird der Baum (das Holz) geschlagen. Die Erde kontrolliert das Wasser, denn wo viel Erde ist, findet das Wasser keinen Weg mehr zu fließen. Das Feuer kontrolliert das Metall, denn Feuer schmilzt das Metall, das Holz kontrolliert die Erde, denn es durchdringt die Erde.

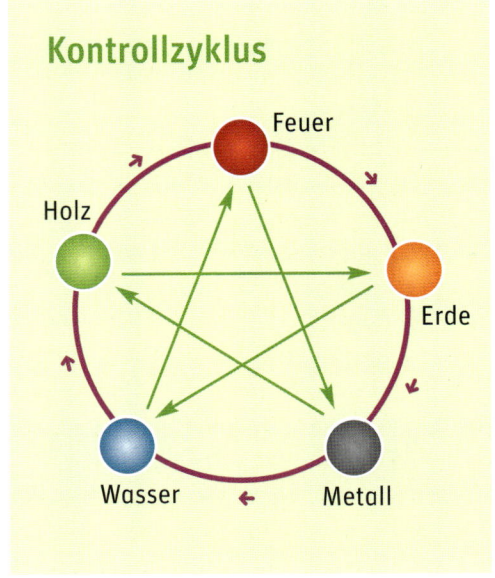

Kontrollzyklus

Kontrollzyklus mit psychischen Faktoren

Sehen wir uns diesen Kontrollzyklus mit seinen psychischen Aspekten an, ergibt sich ein interessantes Bild. Erinnern wir uns: Holz steht für Wut, Zorn und Ärger, für Anspannung und Frustration. Das Feuer steht für Freude, Liebe, Lust und Lachen, die Erde für Grübeln und Nachdenken, Metall steht für Trauer und Kummer und Wasser steht für schwere Ängste und Zwänge. Wieder von hinten regulieren also Ängste und Sorgen (Wasser) die Lust, die Liebe und die Freude (Feuer). Trauer und Kummer (Metall) bremsen Wut, Zorn und Anspannung (Holz). Mit Grübeln und Nachdenken (Erde) lassen sich schwere Ängste und Zwänge (Wasser) bändigen. Mit Freude, Liebe und Lachen (Feuer) sind Trauer und Kummer (Metall) Einhalt zu gebieten. Und Grübeleien und Sorgen (Erde) würden durch Zorn, Anspannung und Frustration (Holz) wettgemacht.

Im »Huangdi Neijing« – dem mehr als 2000 Jahre alten Standardwerk über die Gesunderhaltung – heißt es dazu: »Traurigkeit behandelt Ärger: Man muss den Patienten mit traurigen, schmerzlichen und bitteren Worten emotional bewegen. Euphorie oder ungezügelte Freude kann Traurigkeit behandeln: Man muss den Patienten mit Witzen, heiteren Geschichten und Situationskomik erheitern. Furcht kann Euphorie heilen: Man muss den Patienten mit Unglück und Angst vor dem Tod drohen. Ärger kann grüblerische Gedanken heilen: Man muss den Patienten mit Beleidigungen provozieren. Nachdenken kann Furcht überwinden:

Man muss die Aufmerksamkeit und die Gedanken auf ein anderes Thema lenken, dann vergisst er seine Furcht.«

Die Harmonie des Kreislaufs

Die Reihenfolge der Hervorbringung und der Kontrollzyklus halten Körper, Geist und Seele in einem dynamischen Gleichgewicht. Wenn dieses Regulativ nicht mehr funktioniert, dann ist der Mensch aus chinesischer Sicht krank. Dann gilt es für den Mediziner, in die Kreisläufe so einzugreifen, dass Harmonie wieder hergestellt werden kann. Dies gelingt mit den erwähnten fünf Säulen der Chinesischen Medizin: Akupunktur (Akupressur), Arzneimitteltherapie, Diätetik, Bewegungstherapie und der Tuina-Massage.

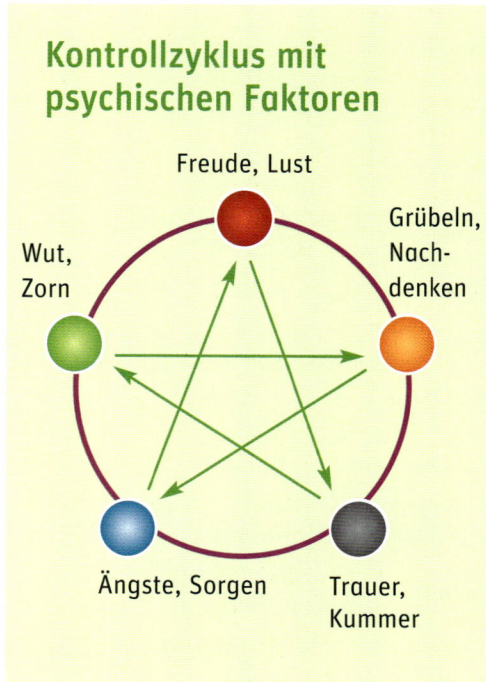

Kontrollzyklus mit psychischen Faktoren

Stress aus chinesischer Sicht

Das zentrale Credo der TCM lautet, dass Blockaden des Qi zu – auch ernsten – Erkrankungen führen können. Dies gilt auch für die »modernen« seelischen Beeinträchtigungen Stress, Angst und Depressionen.

In der westlichen Medizin ist das Konzept von Stress verhältnismäßig neu; in der Chinesischen Medizin gibt es den Begriff in dieser Form erst gar nicht. Allerdings haben die alten Chinesen sehr genau beobachtet, wie sich Gefühle auf den Menschen auswirken und wie zu starke Gefühle über einen längeren Zeitraum zu Erkrankungen führen. So spielt Stress bei diversen Erkrankungen, auch bei Angst und Depressionen, immer wieder eine zentrale Rolle, selbst wenn er nicht konkret als solcher benannt wird.

Holz – Frustration und Ärger

Wer unter Stress steht, ist andauernd stark angespannt. Die Spannungsregulation ist eine der wichtigsten Aufgaben im Funktionskreis Leber (Wandlungsphase Holz). Wenn wir unsere Wünsche und Vorhaben nicht so umsetzen können, wie wir uns das vorgestellt haben, entstehen Frustration und Ärger. Diese Gefühle, die ebenfalls dem Funktionskreis Leber zugeordnet werden, bringen den Qi-Fluss in Bedrängnis. Genauso wie die Tatkraft gebremst wird, wenn beispielsweise der Chef ein Projekt mit immer neuen Einwänden erschwert, gerät auch der Fluss unserer Lebensenergie ins Stocken. Wir

sind gereizt, es genügen Anspielungen, und schon verlieren wir die Fassung und reagieren ärgerlich. Auch der Körper ist nun betroffen: Die Dauerspannung zeigt sich in schmerzhaften Muskelverspannungen im Schulter-Nacken-Bereich, die oftmals zu Attacken von Spannungskopfschmerzen führen. Nachts plagen uns Wadenkrämpfe, der Kopf steht nicht still, wir wälzen unsere Probleme weiter und können nicht schlafen …

Weil der Funktionskreis Leber für die Regulation der Energie im gesamten Körper zuständig ist, können die Symptome sehr vielgestaltig sein und fast überall auftreten:

- Treten die Einstauungen mehr im Bauchraum auf, kommt es zu starken Blähungen und Bauchschmerzen, weil der Darm nicht mehr ungestört seiner Aufgabe nachkommen kann.
- Besteht der Spannungszustand zu stark und vor allem zu oft, leiden die Patienten nicht nur unter gelegentlichen Spannungskopfschmerzen, sondern auch unter Migräne.
- Frauen klagen vermehrt über Regelschmerzen und Zyklusunregelmäßigkeiten.

Ein TCM-Arzt wird genau nach diesen Symptomen fragen, und in der Pulsdiagnose wird sich der Stress buchstäblich in einem »gespannten Puls« zeigen: Er wird sich wie eine gespannte Gitarrensaite anfühlen. Denn ein Mensch unter Spannung ist mit einer zu stark gespannten Saite vergleichbar: Schon kleinste äußere Einflüsse bringen ihn aus der Fassung, ebenso wie bereits der kleinste Windhauch die überspannte Saite in Schwingungen versetzt.

So ist die Stressreaktion im Körper von Natur aus Yang, also eine aktive, expansive Kraft, die die Fähigkeit mit sich bringt, etwas in Gang zu setzen, zu bewegen und Hindernisse zu überwinden. Wird der Stress auf diese Weise sinnvoll genutzt, dient er zur Realisierung von Ideen. Nimmt Stress überhand und kann nicht mehr abgebaut bzw. in Taten umgesetzt werden, kann diese kraftvolle und nützliche Energie leicht ins Gegenteil umschlagen. Wir geraten unter Druck, verlieren den Überblick und sind nicht mehr Herr der Lage. Die Umstände diktieren uns. Und wir haben unter all den psychischen und körperlichen Folgen zu leiden.

Metall – Dünnhäutigkeit und Mitleiden

Stress ist auch im Element Metall zu Hause. Dünnhäutige können Einflüsse von außen schlecht filtern. Das gilt für Einflüsse aus der Umwelt wie auch für psychische Einflüsse. Diese Überflutung des Inneren überfordert den Metall-Typ und verursacht Stress – eine sehr introvertierte Form desselben. Während der Holz-Typ aus sich heraus poltert, wird der Metall-Typ von innen heraus vom Stress förmlich aufgefressen. Dieser stetige Energieverlust schwächt seine Abwehrkraft und verstärkt somit die Dünnhäutigkeit – eine Negativspirale der Stressanfälligkeit.

Emotionen als Krankheitsursachen

Das bereits erwähnte Gesundheitsbuch »Huangdi Neijing« ist die erste Quelle, die Emotionen detailliert als Krankheitsursachen beschreibt. Die Emotionen, so die Erkenntnis der chinesischen Heiler, bedingen allesamt Veränderungen des Qi-Flusses. Und wenn dieser blockiert ist, kommt es zu Erkrankungen. So heißt es im »Huangdi Neijing« beispielsweise:

- »Wutausbrüche führen Qi nach oben. Bei großen Wutausbrüchen kann es zu Erbrechen kommen.«
- »Bei freudiger Erregung ist das Qi ruhig, die Nährkraft und die Abwehrkraft laufen reibungslos. Man hat gute Laune.«
- »Bei übermäßiger Traurigkeit schlägt das Herz schneller, und die Lungen weiten sich, so dass der obere Teil des Leibes (Herz und Lunge) verstopft wird; das Nahrungs-Qi und die Abwehrkraft können sich nicht verteilen, und die Hitze bleibt in der Brust. Deshalb verringert sich das Qi bei Traurigkeit.«
- »Wenn man übermäßig denkt, konzentriert man sich oft auf ein Ding oder einen bestimmten Punkt. Die Folge ist, dass die Energie stagniert.«

Angst aus chinesischer Sicht

Ängste stehen aus chinesischer Sichtweise vor allem mit den Wandlungsphasen Wasser und Erde in Zusammenhang, oftmals spielt auch das Element Holz hinein. Wenn Ihr persönliches Hauptthema Ängste sind, dann ist es sehr wahrscheinlich, dass Sie sich bei unserem Test im folgenden Kapitel in einer oder auch mehreren dieser Wandlungsphasen wiederfinden.

Wasser – tiefe Angst und Schock

Aus der Abbildung ist ersichtlich, dass Wasser am tiefsten Punkt steht. Hier geht es, salopp gesagt, ums »Eingemachte«, um unseren Wesenskern und unsere Existenz. Die Wandlungsphase Wasser steht, wie bereits beschrieben, mit unseren tiefsten Urenergien in Verbindung und ebenso mit unseren Urängsten.

Die Chinesische Medizin kennt in der Wandlungsphase Wasser zwei verschieden Formen der Angst.

■ **Angst ohne Ursache.** Die Angst tritt ohne erkennbaren Grund auf, und die Betroffenen können nicht sagen, welcher Anlass oder welche Situation dieses Gefühl hervorgerufen hat. In der Regel ist ein Schockerlebnis in frühen Lebensjahren oder ein schweres Trauma die Ursache. Die Betroffenen können sich daran nicht erinnern, da sie das Ereignis verdrängt haben. Es ist nun in der Tiefe des Unbewussten, chinesisch entsprechend in der Wandlungsphase Wasser, dem untersten Pol in den fünf Wandlungsphasen, abgespeichert. Von Zeit zu

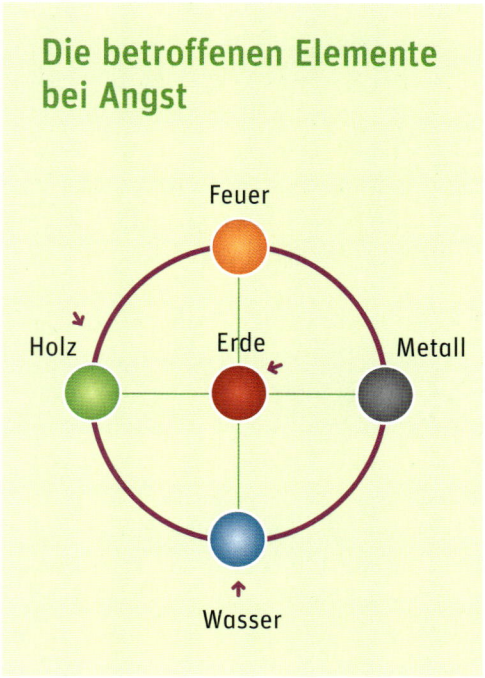

Die betroffenen Elemente bei Angst

Feuer

Holz   Erde   Metall

Wasser

Zeit kann diese gespeicherte Angst vom tiefen Grund des Wassers an die Oberfläche kommen und einen Angstanfall auslösen, auch ohne dass es dafür einen erkennbaren Anlass gibt.

■ **Angst um das eigene Leben.** Stellen Sie sich vor, eine Horde Elefanten rast auf Sie zu. Sie sind in akuter Lebensgefahr, der Schreck durchfährt Ihren ganzen Körper und es zählt nichts anderes mehr als das nackte Überleben. Das Beispiel mag exotisch anmuten, Angsterlebnisse solcher Qualität sind jedoch recht häufig. Viele Menschen kennen bedrohliche Situationen aus dem Straßenverkehr: Ein Auto, das riskant überholte, rast plötzlich auf einen zu. In solch einem Moment herrscht existenzielle Angst. Der Schock geht durch

Mark und Bein. Zwar sind wir Menschen geschickt im Verdrängen, sonst könnten wir im Alltag nicht funktionieren. Doch der Schreck fuhr »in die Knochen« – und wenn wir ein solches Ereignis nicht aufarbeiten, dann bleibt es in der Tiefe verdrängt und im Wasserelement gespeichert.

Schockerlebnisse und Traumata können auf Dauer die Energie der Wandlungsphase Wasser stören und eine Disharmonie verursachen. Dann fühlen wir uns allgemein kraftlos, allein gelassen oder schutzlos ausgeliefert. Wir haben das Gefühl, niemand stärkt uns den Rücken, und dass wir alles alleine bewältigen müssen. Wir sind labil, weil wir im tiefsten Innern die verborgene Angst erahnen, von der wir fürchten, dass sie sich wieder zeigt. Manchmal können wir auch »Angst vor der Angst« haben.
Eine scheinbar ausweglose Situation. Nach chinesischer Vorstellung lässt sich diese Herausforderung jedoch besser bewältigen, als zunächst möglich scheint.

Der Weg aus der Angst

Der Weg aus der Angst ist ein schweres Stück Arbeit. Er ist ein bisschen mit dem Errichten eines Hauses vergleichbar: Es müssen Böden, Wände, das Dach, also feste Strukturen errichtet werden. Das geht nicht über Nacht, beharrlich muss Stein auf Stein gesetzt werden, bis der Bau schließlich vollendet ist. So verhält es sich auch mit der Wandlungsphase Wasser: Sie muss über Monate und Jahre gestützt werden, bis die Energie und damit ihre Harmonie wiederhergestellt ist.

Wenn Sie unter Ängsten leiden, wie sie oben beschrieben wurden, sollten Sie zunächst damit beginnen, die Energien des Wasser-Elements zu nähren und wieder zu stabilisieren. Dabei helfen Ihnen die Hinweise und Tipps im Kapitel »Therapie des Wasser-Typs«. Wenn Sie die Ratschläge konsequent befolgen, können sich erste Erfolge oft schon nach wenigen Monaten einstellen. Zudem werden Sie dauerhaft mehr Stabilität, Kraft und innere Ruhe finden.
Es gibt allerdings eine Einschränkung, die Sie beachten sollten. Die Wandlungsphase Wasser beherbergt die tiefen, grundlegenden Formen der Angst. Wenn die Ursache der Angstattacken noch in der Tiefe des Wassers gespeichert ist, sind erneute Angstanfälle nicht auszuschließen.
Sie sollten daher unsere Gesundheitsratschläge beherzigen, aber zusätzlich den Rat eines Therapeuten suchen. Er kann Ihnen die Unterstützung geben, die Sie wahrscheinlich brauchen, um Ihren alten Auslöser aufzuspüren. Die Stabilisierung der Nierenenergie durch Chinesische Medizin ist dabei von Vorteil, da Sie besseren Zugang zu Traumainhalten und Ängsten bekommen, was im Rahmen einer therapeutischen Arbeit sehr hilfreich sein kann.
Sobald Sie Ihren persönlichen Auslöser kennen, sind Sie ihm nicht mehr ausgeliefert. Sie können Wege finden, wie Sie diesen verdrängten, ausgeschlossenen Teil Ihres Selbst wieder integrieren. So kann ein altes Trauma zu einer normalen Erinnerung werden, mit der Sie gut zusammenleben können. Wenn Sie also beides befolgen, sowohl die fernöstliche Heil-

kunst als auch moderne westliche Behandlungsstrategien, werden Sie erstaunliche Veränderungen erzielen können.

Erde – Grübeln und Befürchtung

Die Chinesische Medizin unterscheidet zwischen tiefgreifenden Ängsten wie der Angst um das eigene Leben (Element Wasser) und situationsabhängigen Ängsten. Diese konkreten, gewissermaßen »bodenständigen« Ängste werden Befürchtungen genannt und fallen in das Element Erde.

Die Erde wird in manchen Abbildungen der fünf Wandlungsphasen im Zentrum der Abbildung dargestellt und deswegen oft auch als »Mitte« bezeichnet. So wird deutlich, dass dieses Element von zentraler Bedeutung für uns Menschen ist. In der Wandlungsphase Erde spielt sich unser gesamter Alltag ab. Nahrung wird aufgenommen und verarbeitet ebenso wie die Eindrücke, die wir tagsüber erlebt haben. Arbeiten, Essen, Schlafen und alle unsere täglichen Verrichtungen finden auf dem Boden der Erde statt.

Wie bereits beschrieben, untersteht auch das Denken dem Element Erde – womit vor allem die Kraft zur Unterscheidung gemeint ist. Wenn wir über etwas nachdenken, möchten wir zu einem Entschluss, zu einer Entscheidung kommen. Wir benötigen dafür die Energie des Erdelementes, die uns hilft, Alternativen, die nicht zum Ziel führen, auszuschließen und schließlich eine Lösung für das Problem zu finden. Ohne diese klärende, »ent-scheidende« Kraft, schaffen wir den Sprung vom Denken zum Handeln nicht.

Wir grübeln vor uns hin. Und Grübeln über ein Problem bedeutet, sich Sorgen zu machen. Hier finden wir Menschen vom Erde-Typ. Sie machen sich oftmals Sorgen, und sie begegnen im Alltag vielerlei Befürchtungen und Ängsten, wie beispielsweise:

■ Ihr Chef grüßt Sie heute nicht – und Sie haben sofort Angst um Ihren Arbeitsplatz.
■ Statt den Lift zu benutzen, nehmen Sie die Treppe, weil Sie in Sorge sind, der Fahrstuhl könnte womöglich stecken bleiben.
■ Sie sind in Gesellschaft unsicher, und in Ihrem Kopf kreist die Frage: Was denken die Leute von mir?
■ Im Keller ist das Licht ausgefallen, und Sie haben Angst, es könnte jemand im Dunkeln lauern.

All diese Szenarien lösen eine konkrete, fassbare und namentlich benennbare Angst aus. Die Angst davor, sich zu blamieren, gekündigt zu werden, nicht anerkannt zu sein, überfallen zu werden etc. Und all diese Ängste haben eher den Charakter von Befürchtungen. Sie werden sehr wahrscheinlich nicht eintreten. Vielmehr läuft in unserem Kopf ein Videoclip ab mit dem Schreckensszenario der jeweiligen Befürchtung: Der »worst case« nimmt in unserem persönlichen Film plastische Gestalt an. Dadurch wird das Nervensystem aktiviert, und wir reagieren körperlich mit beschleunigtem Herzschlag und Schweißausbruch und innerer Unruhe. Diese Reaktionen empfinden wir als Angst. Wie bereits ausgeführt, verstärken sich solche irrationalen Ängste,

je mehr man ihnen nachgibt. Wehren Sie also den Anfängen. Dazu ist es wichtig, die Wandlungsphase Erde zu kräftigen und zu stabilisieren. Derart gestärkt kann Sie dann so schnell nichts mehr aus der Fassung bringen. Dann ruhen Sie in Ihrer Mitte – körperlich, energetisch und seelisch. Viele hilfreiche Tipps und Empfehlungen finden Sie dazu im Kapitel »Therapie des Erde-Typs«.

Erde und Wasser – der Unterschied

Fassen wir den Unterschied zwischen den Ängsten der Wandlungsphasen Erde und Wasser noch einmal zusammen. Die Wandlungsphase Wasser greift tief, so als ob das Geschehen auf dem Grund eines Sees stattfindet. Es geht hier um Altes, Gespeichertes, »Ur-Tiefes«, wie auch um Vergessenes und Verdrängtes, das aus der Tiefe des Wassers an die Oberfläche scheint. Die Attacken sind von hoher Intensität und scheinen oft keinerlei Auslöser zu haben. Hingegen finden sich in der Wandlungsphase Erde konkrete Befürchtungen, die oftmals sehr unangenehm sein können, jedoch nicht akut das Leben bedrohen. Gemeinsam ist beiden, dass sie zentrale Funktionen bezeichnen: Die Wandlungsphase Erde ist unser Alltag und der Boden auf dem wir stehen; die Wandlungsphase Wasser unsere Wurzel und unser innerster Kern.

Holz – Panikattacken durch Ärger und inneren Druck

Die Wandlungsphase Holz nimmt beim Thema Angst eine Sonderstellung ein. Ihre eigentlichen Emotionen sind Wut,

Ärger und Frust, und doch spielt das Holz-Element bei Ängsten und Panikattacken eine wichtige Rolle. Das Grundthema dieser Wandlungsphase ist die Regulierung von Anspannung und der harmonische Fluss der Lebensenergie. Beides ist untrennbar miteinander verbunden. Können wir unsere Anspannung, unsere Wut, den Ärger, den Frust nicht ausgleichen, kommt zwangsläufig nach einiger Zeit das Holz-Element aus dem Gleichgewicht. Angst kommt ins Spiel, wenn die nicht ausgelebten Gefühle schon derart verdrängt wurden, dass sie als solche nicht mehr erkannt werden.

Vielleicht haben Sie selbst schon einmal eine Panikattacke erlebt und können sich noch daran erinnern, wie es Ihnen dabei körperlich und emotional ergangen ist. Häufig schildern die Betroffenen Symptome wie plötzliches Herzjagen, starke Unruhe, Zittern, Schweißausbrüche und starke Anspannung. Die Ohren »gehen zu«, und Geräusche werden als weit entfernt wahrgenommen. Auch der Kreislauf kann verrücktspielen, und es droht ein Ohnmachtsanfall. Manchmal tritt Brechreiz auf und damit die Angst, sich übergeben zu müssen.

Für einen medizinischen Laien ist nicht zu unterscheiden, ob es sich um eine Panikattacke oder um die Symptome einer anderen ernsten Erkrankung handelt. So suchen die Betroffenen oft erst einmal einen Arzt auf, der in der Regel keine körperliche Störung feststellen kann. Wahrscheinlich erklärt er, dass es sich bei solchen Symptomen um die typischen Anzeichen einer Stressreaktion handelt. Diese wird im Körper durch ein

Hormon vermittelt, von dem heutzutage viel die Rede ist: dem Adrenalin.

Kein Ventil für den inneren Druck

Adrenalin spielt in unserem Körper eine bedeutende Rolle. Erinnern Sie sich noch an unser Steinzeit-Beispiel im Kapitel »Stress – der Feind in uns«? Der Höhlenmensch befand sich oft in gefährlichen Situationen, in denen es ums nackte Überleben ging. Dann gab es nur die Wahl zwischen Angriff oder Flucht – Aggression oder Angst –, und eines von beiden musste gelingen. Dann musste er zu höchster Leistung und Konzentration fähig sein: entweder um mit voller Kraft und Konzentration zu kämpfen oder um möglichst schnell zu flüchten. Beide Reaktionen sind eine Stressreaktion des sympathischen Nervensystems und werden in unserem Körper über ein und denselben Botenstoff vermittelt – das Adrenalin. Doch der Höhlenmensch kannte auch Situationen, in denen er seinen Handlungsimpuls unterdrücken musste und nicht einfach seiner Aggression und seinem Adrenalin freien Lauf lassen konnte. Auch er musste sich gelegentlich »zusammennehmen«. Ob man sich in der steinzeitlichen Sippe um besten Platz am Feuer stritt oder ums das größte Stück vom Essen – damit alles einigermaßen funktionierte, brauchte man auch damals schon eine Rangordnung. Wäre die Gruppe aufgrund innerer Streitigkeiten zerbrochen, hätte dies den Untergang bedeutet. Daher war die Fähigkeit, Emotionen angemessen zu äußern oder aber für sich zu behalten, sehr wichtig. Auf seinem inneren Druck blieb der Höhlenmensch allerdings nicht

lange sitzen. Spätestens am nächsten Tag konnte er bei der Jagd die angestauten Emotionen wieder rauslassen und sein Adrenalin abarbeiten. Auch im 21. Jahrhundert sind emotionale Zurückhaltung und Selbstkontrolle wichtige Fähigkeiten innerhalb der Gesellschaft. Allerdings fehlt es uns heute an Gelegenheiten, angestauten Frust und Ärger adäquat wieder loszuwerden.

Außerdem: Wer will sich schon ärgern? Wir stellen den Ärger in seiner Existenz und Sinnhaftigkeit gerne in Frage und unterdrücken ihn so gut, dass wir ihn selbst gar nicht mehr wahrnehmen. Das Problem dabei: Der Ärger sammelt sich an, der Körper schüttet immer und immer wieder Stresshormone aus, die aber nicht adäquat abgebaut werden. Es entsteht Druck in unserem Inneren wie in einem Dampfkessel, der irgendwann irgendwie entweichen muss. Sehen Sie sich noch einmal die Tabelle der Stressreaktion auf Seite 16 an: Wenn Stresshormone den Körper fluten, bleiben die Reaktionen Angriff oder Flucht bzw. Aggression oder Angst. Wenn Wut und Aggression als Reaktion grundsätzlich negiert werden, muss sich der Druck einen anderen Weg der Entlastung suchen. Es bleibt die Angst bzw. eine Panikattacke.

Diese Art der Reaktion ist sozusagen ein Ausweichmanöver des Körpers. Es geht nur um den Stress – den Druck im Kessel –, der Entlastung sucht. Mit unserer Entscheidung, uns den Ärger nicht anmerken zu lassen bzw. uns einfach nicht zu ärgern, haben wir die Stressreaktion unseres Körpers quasi auf die Angst »umprogrammiert«. Als verhängnisvoll

erweist sich dabei, dass die Angst, also die Panikattacken meist in großem zeitlichen Abstand zum auslösenden Ereignis (Ärger) stattfinden. Der Zusammenhang ist häufig kaum noch herzustellen, was es uns schwer macht, die Abläufe in unserem Körper und unserer Seele zu verstehen. Ist die Angst einmal das Ventil, durch das der Druck entweicht, wird es wahrscheinlich, dass wir immer wieder diesen Weg gehen – ohne dies bewusst zu wollen. Und weil eine Panikattacke sehr unangenehmem und bedrohlich ist, empfinden wir schließlich Angst vor der Panikattacke. Wir geraten in einen Teufelskreis und bekommen »Angst vor der Angst«.

Auswege aus der Holz-Angst

Ärger ist die Gefühlsäußerung, die dem Holz untersteht. Aktive Energieentfaltung und Aggressivität gehören zwingend dazu. Und der Frust, der entstehen kann, wenn unsere Wünsche und Emotionen nicht gelebt werden können, beeinträchtigt maßgeblich den Fluss der Energie in der Leber, die das Hauptorgan der Wandlungsphase Holz ist.
Der Ausweg aus Ängsten, die mit unterdrücktem Ärger und Frust in Verbindung stehen, gelingt über das Bestreben, wieder Zugang zu den verschütteten Emotionen zu finden. Das bedeutet nicht, Wut und Ärger künftig ungebremst zu äußern. Der entscheidende Schritt ist, in Kontakt mit sich selbst und seinen Gefühlen zu sein. Fragen Sie sich jeden Abend: Gibt es noch Ärger, der »liegengeblieben ist«? Wenn Sie erst einmal wissen, dass es da noch Ärger gibt und Ihre Anspannung und Ihr Stresslevel daher rühren, dann können Sie

auch damit beginnen, etwas zu tun. Sie können Ihren Ärger aktiv abbauen, indem Sie die unangenehmen Emotionen anerkennen und lernen, damit umzugehen. Das kann schon ein Gespräch mit der besten Freundin sein, in dem Sie Ihrem Ärger Luft machen. In einem weiteren Schritt können Sie versuchen, Ihren Ärger in der auslösenden Situation anzusprechen, im Sinne von: »Es ärgert mich, dass …« Auch wenn Sie das Problem, das dem Ärger zugrunde liegt, damit nicht lösen, sind Sie trotzdem vorangekommen. Sie haben auf sich geachtet, Ihren Ärger wahrgenommen und ihm Ausdruck verliehen. So vermeiden Sie, dass er sich anhäuft und der Druck weiter steigt. Sehr hilfreich ist es auch, Adrenalin direkt abzubauen – am besten durch Sport und Bewegung. So, wie der Höhlenmensch sich durch die Jagd wieder entlastet hat, können Sie den Druck der Emotionen durch Sport abbauen. Ist der Adrenalinspiegel wieder normal, werden Sie sich entspannt und ausgeglichen fühlen und können Probleme gelassener sehen.
Wenn wir unsere Emotionen bewusst und angemessen versorgen, bringen wir die Leber-Energie wieder in einen harmonischen Fluss. Lernen wir, diese Harmonie zu erhalten, sind wir nach Ansicht der Chinesischen Medizin ein tatkräftiger Mensch in der Blüte seiner Entfaltung. Hindernisse, Stress und Frustration können überwunden oder verarbeitet werden. Befolgen Sie die Empfehlungen im Kapitel »Therapie des Holz-Typs«, und Sie werden sehen, dass Sie Ihrem Ziel einer sicheren, gelösten und angstfreien Gefühlswelt immer näher kommen.

Depressionen aus chinesischer Sicht

Nirgendwo wird das große Credo der Chinesischen Medizin so deutlich wie bei depressiven Verstimmungen. Denn der freie und ungehinderte Fluss des Qi, unserer Lebensenergie, hat entscheidenden Einfluss auf unser emotionales Gleichgewicht.

Wird der Fluss unseres Qi behindert und kommt ins Stocken, können auch wir uns nicht mehr so recht »entfalten«, kommen »nicht mehr in die Gänge«. Wir verlieren das Interesse an der Welt, weil unsere Lebensenergie schon für uns selbst kaum mehr ausreicht. Wie sollen wir uns da noch um unseren Alltag kümmern können? Die Chinesische Medizin bringt es auf den Punkt: Jede Depression geht mit einer Qi-Blockade einher.

Wenn Sie also unter depressiven Verstimmungen leiden, sollten Sie neben Ihrem Persönlichkeitstyp in jedem Falle auch die Empfehlungen der Wandlungsphase Holz berücksichtigen, denn diese ist für die Regulierung des Qi-Flusses zuständig. Wenn Sie die Energetik Ihres individuellen Typs und des Holzes günstig beeinflussen, dann wird auch Ihre Stimmung nach und nach freundlicher und heller. Die anderen möglichen Ursachen für depressive Verstimmungen aus Sicht der Chinesischen Medizin beschreiben wir in den folgenden Abschnitten. Wenn Sie zu Depressionen neigen, wird der Test im folgenden Kapitel mit großer Wahrscheinlichkeit ergeben, dass Ihr Typus in den Elementen Holz, Erde oder Metall

angesiedelt ist. Unter Umständen finden Sie sich auch in mehreren dieser Wandlungsphasen wieder. Natürlich kann es auch bei ausgeprägten Wasser-Typen zu Depressionen kommen. Diese sind dann jedoch eher eine Folge schwerer Ängste oder Traumata, die über einen langen Zeitraum unbehandelt blieben und zu Rückzug und Erstarrung geführt haben. Hier verbergen sich hinter einer Depression also »nur« Ängste. Für derlei Betroffene gilt das Kapitel »Wasser – tiefe Angst und Schock«. Ähnliches gilt für den Feuer-Typ. Er geht manchmal derart verschwenderisch mit seiner Kraft um, dass eine Burn-out-Problematik entstehen kann. Er muss den Lebensfunken wieder entfachen, indem er Kräfte sammelt, denn die Depression ist eine Folge energetischer Erschöpfung.

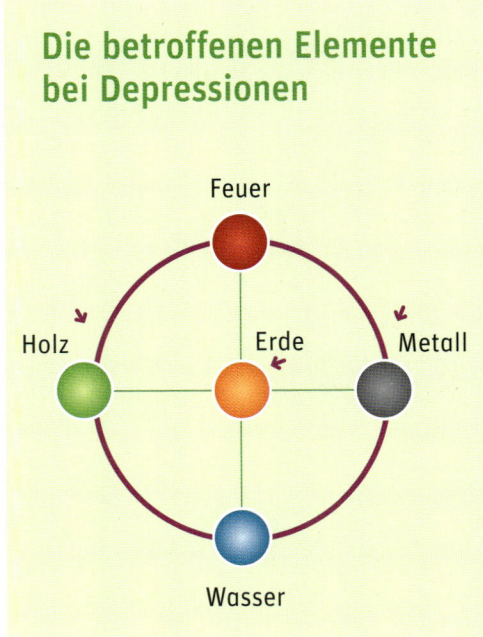

Die betroffenen Elemente bei Depressionen

Feuer

Holz   Erde   Metall

Wasser

Holz – Frust und Blockade

Das Hauptgeschehen bei depressiven Verstimmungen spielt sich aus Sicht der Chinesischen Medizin in der Wandlungsphase Holz ab. Holz bezeichnet die Kraft des Frühlings, eines wachsenden Sprösslings, der mit großer Kraft nach oben drängt. Diese Kraft ist eine starke, expansive, fast explosive Yang-Energie. Im seelischen Bereich nutzen wir diese Kraft, um uns im wahrsten Sinne »selbst zu entfalten«. So wird die Leber-Energie (der Wandlungsphase Holz) auch als Feldherr, als Planungsinstanz bezeichnet.

Wenn wir morgens voller Energie in den Tag starten, unsere Ziele und Pläne vor Augen, ist in uns die Leber-Energie aktiv und wirksam. Dann beginnt unser Arbeitstag, tausend Kleinigkeiten stürmen auf uns ein, das Telefon klingelt, der Chef drückt uns ein zusätzliches Projekt auf – und die Verwirklichung unserer schönen Pläne rückt in weite Ferne. Frust keimt auf. Bei all den vielen Dingen, die es zu erledigen gilt, fühlen wir uns nach einiger Zeit überfordert und wissen nicht, wie wir das alles schaffen können. Plötzlich ist es, als wäre ein Schalter umgelegt worden. Unser Schwung und unsere Tatkraft sind wie weggeblasen, wir fühlen uns mit einem Mal müde und ausgelaugt. Tätigkeiten, die wir normalerweise im Handumdrehen abgearbeitet haben, dauern nun ewig, oder wir schieben »plötzlich« einen Berg von Unerledigtem vor uns her.

Was ist aus chinesischer Sicht passiert?

Der Feldherr – die Wandlungsphase Holz – muss seine Truppen (die Energie) ungehindert und rasch verschieben und an die Einsatzorte bringen können. Wenn es Hindernisse gibt, wie beispielsweise eine Engstelle (emotionaler Frust oder Stress), dann entsteht ein Stau, und die Truppen können ihr Ziel nicht erreichen. Mit unseren Emotionen verhält es sich ganz ähnlich. Wenn wir Frust- oder Stressattacken erleben, führt dies aus chinesischer Sicht zu einer Verengung im Energiefluss. Die Zufuhr frischer Kräfte wird geradezu abgeschnürt, sie stehen uns ganz plötzlich nicht mehr zur Verfügung. Typisch für solche Veränderungen ist, dass sie eher plötzlich auftreten, außerdem sind die begleitenden Symptome sehr wechselhaft.

- Fast jeder hat es schon einmal erlebt, wie ein Redner oder Schauspieler vor Aufregung – also Stress in der Wandlungsphase Holz – plötzlich keinen Ton herausbringt. Seine Kehle ist buchstäblich »wie zugeschnürt«.

- Wenn Sie in Ihrem Leben schon einmal eine wichtige Prüfung absolvieren mussten, können Sie sich sicher noch daran erinnern, wie sich Ihnen der Magen zusammenkrampfte oder Sie den Kragen, die Krawatte als beengend empfunden haben. Dies waren Anzeichen einer Blockierung im Energiefluss des Holz-Elements.

- Jeder ist schon einmal von einem Mitmenschen ungerecht behandelt worden. Auf einen unerwarteten Vorwurf, der uns selbst absurd vorkommt, den wir aber als sehr verletzend empfinden, können wir im ersten Moment gar nicht richtig reagieren – »uns bleibt die Spucke weg«.

Zumeist verschwinden die Symptome, sobald die Situation vorüber ist bzw. wir uns daran gewöhnen konnten. Bestehen aber Stress und/oder Frust über einen längeren Zeitraum, dann gesellen sich auf der körperlichen Ebene oftmals weitere Anzeichen hinzu wie Nackenverspannungen, Verdauungsstörungen, Durchschlafstörungen, Regelschmerzen oder Migräne. Im Bereich unserer Seele führen die angestauten Emotionen auf lange Sicht zu Verstimmungen bis hin zu Depressionen. Die permanenten, immer wiederkehrenden Frustrationen sammeln sich an, bis schließlich der Energiefluss blockiert ist. Auch die Emotionen selbst – »e-motio« als »Heraus-Bewegung« – funktionieren nicht mehr. Sie sind wie eingefroren, festgefahren, sie entfalten sich nicht. Wir können keine Freude empfinden, und unsere Fähigkeit, mit unseren Gefühlen mitzuschwingen, verringert sich. Wir rutschen nach und nach in eine Phase der depressiven Verstimmung.

Verstärkend kann hinzukommen, dass wir unsere Gefühle, den Ärger, der die Frustration ausgelöst hat, nicht äußern möchten, denn Frust und Ärger sind gesellschaftlich wenig toleriert. Also unterdrücken wir diese Gefühle so weit wie möglich, ja, wir versuchen sogar, immer gut drauf zu sein und positiv zu bleiben.

Ein fataler Fehler. Denn Ärger ist eine sehr explosive, nach außen drängende Kraft. Wollen wir ihn nicht zeigen oder ganz und gar unterdrücken, müssen wir jede Menge Energie aufwenden, um diese mächtige emotionale Kraft unten zu halten. Das lässt sich zunächst eine Weile durchhalten. Doch irgendwann wird die Seele krank davon. Irgendwann verbrauchen wir für das inzwischen schon automatisierte Unterdrücken der Gefühle so viel Energie, dass fürs Aufstehen und Arbeitengehen zu wenig übrig bleibt. Wir sind leer und ausgepumpt.

Diese Beschreibung einer blockierten Holz-Energie ist die Grundlage der meisten depressiven Verstimmungen. Die gute Nachricht ist: So ausweglos diese Situation erscheint, wenn man sich darin befindet, so ist sie doch gut zu behandeln und auch in der Selbsttherapie erfolgreich anzugehen. Halten Sie sich an die Ratschläge im Kapitel »Therapie des Holz-Typs«, und Sie werden feststellen, dass Sie Ihre blockierte Energie wieder lösen können, dass Sie wieder Zugang zu Ihren Gefühlen bekommen und es Ihnen leichter fallen wird, Ihren unterdrückten Emotionen freien Lauf zu lassen.

Erde – Erschöpfungsdepression

Die Wandlungsphase Erde, oft auch als »die Mitte« bezeichnet, stellt frische Lebensenergie für unseren Alltag bereit. Ihr ist die Farbe Gelb zugeordnet – die Farbe des reifen Korns, eines unserer Grundnahrungsmittel. In der Mitte, also auch in unserer körperlichen Mitte, dem Bauch und der Verdauung entsprechend, wird Nahrung in Energie umgewandelt. Bei der Verarbeitung unserer Nahrung trennt die Mitte die zugeführten Bestandteile in Verwertbares und Ballast, der ausgeschieden wird. Auch im Seelisch-Geistigen gibt es diese Klärungs- und »Entscheidungsfunktion«.

Bei allem, was wir lesen, hören und an Informationen aufnehmen, liefert die Wandlungsphase Erde die Kraft zur Verarbeitung und Aufnahme der Informationen. Und falls Entscheidungen zu treffen sind, stellt sie die erforderliche Entscheidungskraft bereit.

Wenn wir viel arbeiten müssen, sei es im Beruf oder zu Hause, greifen wir auf die Energie der Erde zurück. Im günstigen Fall besteht ein Gleichgewicht zwischen Arbeit und Energieverbrauch sowie Energiebereitstellung und Erholung. Dann ist alles im Fluss. Es gibt jedoch immer wieder Zeiten, in denen die Anforderungen größer sind, dann scheinen die Arbeit und die anstehenden Aufgaben kein Ende zu nehmen. Wir kommen im Job nicht mehr durch, geschweige denn mit der Hausarbeit, private Kontakte liegen brach, wir schaffen es gerade noch, die Kinder zu versorgen.

Wir beginnen uns müde zu fühlen und schlapp. Der Nachtschlaf reicht nicht aus, um uns für den nächsten Tag wieder fit zu machen. Manchmal schlafen wir auch schlecht, so dass wir uns nachts nicht erholen. Ist keine Veränderung der Umstände in Sicht, meinen wir, der Tretmühle nie mehr entkommen zu können. Wir bekommen das Gefühl, der Berg an Aufgaben wird immer größer, während unsere Kräfte immer mehr schwinden. Zur dauernden Müdigkeit gesellt sich die Erschöpfung. Und in der Folge schleicht sich Resignation ein. Unsere Widerstandskraft lässt nach, unsere Durchsetzungs- und Tatkraft versiegt. Konnten wir früher auch schwierigste Situationen durch Anpacken und mutige Entscheidungen

positiv verändern, fühlen wir uns nun macht- und kraftlos.

Was ist aus chinesischer Sicht passiert?

Aus Sicht der Chinesischen Medizin ist es eine logische Konsequenz, dass bei einer tiefen Erschöpfung der Erdenergie auch unsere Stimmung nachlässt. Die Stimmung »wird trübe«, sagt man bei uns. Das trifft auch aus chinesischer Sicht zu. Die Wandlungsphase Erde sorgt im Normalfall dafür, dass aus dem Nahrungsbrei klare Energie (Qi) bereitgestellt wird. Klappt das nicht richtig, wie bei Erschöpfung oder einer krankhaften Schwächung der Mitte, entsteht »Trübes«. Dieses Trübe sorgt in unserem Körper, aber auch in unserer Seele für zusätzlichen Ballast – wie ein mit Steinen gefüllter Rucksack. Es fehlt an klarer Energie.

Gleichzeitig erschöpft sich die Kraft der Wandlungsphase Erde. Sie ist nicht mehr in der Lage, ständig frische Energie nachzuliefern – die Harmonie ist endgültig dahin.

Unsere Energiebilanz ist vergleichbar mit einem Konto auf der Bank. Soll und Haben, Zu- und Abfluss entscheiden über den Kontostand. Buchen wir durch Überarbeitung und Sorgen zu viel Geld ab, sinkt der Kontostand dramatisch. Wenn gleichzeitig auch noch zu wenig Geld (also Erdenergie) nachgeliefert wird, dann kippen wir ins Minus, in die energetische Dysbalance.

Bei einer energetisch gestörten Wandlungsphase Erde zeigen sich körperlich häufig Anzeichen von Verdauungsproblemen, denn ihr untersteht der Magen-Darm-Trakt. Das Spektrum ist vielfältig

und reicht von Appetitlosigkeit über Übelkeit bis hin zu Durchfällen, Bauchschmerzen, breiigen Stühlen und Darmerkrankungen wie Reizdarm und Colitis. Betrifft die Mittenschwäche unsere Seele, können depressive Verstimmungen, Sorgen und unaufhörliches Grübeln auftreten. Unsere Seele macht schlapp, wir »hängen durch«. Die Chinesische Medizin urteilt jedoch nicht über diesen Zustand, sondern betrachtet ihn lediglich als eine »energetische Entgleisung«, als Ungleichgewicht, das es gilt, wieder ins Lot zu bringen.

Erkennen Sie sich hier wieder? Verurteilen Sie sich nicht! Machen Sie sich keine Vorwürfe! Wenn Sie Ihre Arbeit nicht mehr so erledigen können, wie Sie es von sich gewohnt sind, hat das tiefe Gründe. Der Gedanke, Sie könnten es schaffen, wenn Sie nur noch mehr arbeiten, bringt nichts. Der Tag hat nur 24 Stunden, und Sie müssen nicht alle Last alleine tragen. Fangen Sie lieber an, Ihre verlorene Energie wieder aufzubauen, betreiben Sie Lebenspflege, wie es die Chinesen formulieren. Sorgen Sie für sich und beginnen Sie, Ihren Energiehaushalt, ihren Energie-Kontostand allmählich wieder aufzufüllen. Schlagen Sie im Kapitel »Therapie des Erde-Typs« nach und beginnen Sie, Schritt für Schritt die Empfehlungen in Ihr Leben zu integrieren.

Sie werden erleben, dass Sie sich mit der Zeit immer besser fühlen. Sie werden gewissermaßen wieder »größer«, und dadurch wird der Aufgabenberg wieder kleiner – er schrumpft auf sein normales Maß. Sie werden feststellen, dass Sie wieder die Kraft haben, sicher rasche und gute

Entscheidungen zu treffen. Ihr Leben bekommt Aufwind.

Ein Wunschtraum? Nein, denn wenn Ihre Erdenergie stark ist, sind Sie geradezu »unbesiegbar«, und Sie sind durch nichts aus dem Gleichgewicht zu bringen. Doch Achtung! Eine stabile Mitte wird auch Ihre trüben, düsteren Emotionen wieder klären und aufhellen, aber vergessen Sie darüber den Rucksack an Belastungen und an »Trübem« nicht, den Sie mit sich herumtragen. Machen Sie eine Pause und nehmen Sie den Rucksack ab. Dann fragen Sie sich: Brauche ich all diese Steine? Kann ich nicht ein paar davon entbehren? Werfen Sie Ballast ab! Klären Sie, welche Aufgaben wahrhaft wichtig in Ihrem Leben sind und auf welche Sie verzichten können. Holen Sie sich bei den wirklich wichtigen Aufgaben Unterstützung. Delegieren Sie. Solchermaßen erleichtert, können Sie sich nun erholen und Ihre Energie ins Gleichgewicht bringen – ohne dass Sie nach ein paar Schritten unter Ihrem zentnerschweren Rucksack wieder zusammenbrechen. Nein, leichten Schrittes und voller Energie können Sie dann Ihren Lebensweg gehen!

Metall – Rückzug in die Trauer

Eine depressive Verstimmung, die durch tiefe Traurigkeit geprägt ist, wird aus fernöstlicher Sichtweise der Wandlungsphase Metall zugeordnet. Diese Traurigkeit ist in der Regel das Resultat eines tiefempfundenen schmerzlichen Verlustes. Die Lücke, die durch den Verlust eines geliebten Menschen in unser Leben gerissen wurde, ist durch nichts zu füllen, und

in jedem Augenblick ist uns die entstandene Leere schmerzlich bewusst. Wir trauern um den Menschen, der von uns gegangen ist.

Trauer und Traurigkeit sind unabänderlicher Bestandteil unseres Lebens – so, wie wir Zeiten der Freude erleben, gibt es auch Phasen, in denen wir einen Verlust erleiden und traurig sind. Sie gehören zum Menschsein und sind mit uns so untrennbar verbunden, wie auch Geburt und Tod eine untrennbare Einheit sind. Wer trauert, erlebt diese Zeit oftmals als unangenehm und belastend. Dennoch ist es wichtig anzuerkennen, dass solch Phasen unvermeidbar sind.

So brauchen wir Zeit, um den Verlust eines geliebten Menschen zu verarbeiten. Im Todesfall sprechen wir auch von einem Trauerjahr, das nötig ist, um Abschied nehmen und unseren Schmerz bewältigen zu können. Aber nicht nur der Abschied von einem nahe stehenden Menschen macht traurig. Auch auf zunächst unscheinbar wirkende Formen von Verlust kann unser Ich mit Trauer reagieren. So kann es vorkommen, dass wir Gewohnheiten nachtrauern (z. B. regelmäßiger Sporttreff mit Freunden), die wir aufgeben mussten. Auch eine Veränderung von Wohnort bzw. Arbeitsplatz kann eine oft unbemerkte Traurigkeit auslösen. Letztlich kommt es nicht so sehr darauf an, dass wir an unserer Trauer »arbeiten«. Es geht vielmehr darum, sich auf die Emotionen einzulassen und die Trauer bewusst wahrzunehmen. Die Trauer soll nicht unterdrückt, sondern durchlebt werden. Daher ist es gut, seinen Tränen freien Lauf zu lassen und sich die

Zeit der Trauer zuzugestehen. Wenn uns dies gelingt, wirken Tränen nicht belastend, sondern reinigend und erlösend. Die Trauer wird zu einem wichtigen Schritt in unserer persönlichen Reifung und Entwicklung.

Trauer durchleben und überwinden

Die Chinesische Medizin kann den Prozess der Trauer unterstützen. Sie kann uns helfen, die Trauer zu bewältigen, und kann unsere innere Kraft und Stabilität fördern, damit wir nicht im Dunkel der Emotionen verharren. Haben wir dann den Verlust durchlebt, können wir die Erfahrung in unser Selbst integrieren. Unsere Persönlichkeit ist gereift.

Empfinden wir Trauer, beeinflusst dies über das Entsprechungssystem der fünf Wandlungsphasen die Energie des Funktionskreises Lunge. Das Qi der Lungen wird geschwächt und kann sich nicht mehr richtig entfalten. Dies kann sich auch auf körperlicher Ebene auswirken. So kann beispielsweise die Atmung merklich flacher werden, Haut und Schleimhäute können trocken werden oder Reizerscheinungen zeigen.

Im Normalfall überwinden wir die Trauer innerhalb einer gewissen Zeitspanne, die individuell verschieden ist. Wenn uns dies gelungen ist, weicht das Gefühl der Gedrücktheit und der Trauer, und so können sich auch der Qi-Fluss der Lunge und die Energien des Metallelements wieder ausgleichen und normalisieren.

Es kann jedoch auch vorkommen, dass ein Mensch in der Trauer hängenbleibt. Es gelingt ihm (noch) nicht, den nächsten Schritt zu tun, also die Trauer zu durchle-

ben und anschließend loszulassen. Doch dies ist so notwendig wie das Ausatmen. Die Emotionen und der Verlustschmerz müssen verabschiedet werden, die Erinnerung an den Verstorbenen darf und soll dabei als Erfahrung in unsere Persönlichkeit integriert werden.

Bleiben wir dagegen in der Trauer und verharren wir in ihr, entsteht Stillstand. Es ist fast so, als würden wir versuchen, dauerhaft den Atem anzuhalten. Wir halten krampfhaft an der Erinnerung fest, bemühen uns, durch das Verharren im Schmerz das Andenken an den geliebten Menschen lebendig zu erhalten. Dabei übersehen wir, dass durch das Anhalten des Atems, das Festhalten, keine neue Energie in unseren Körper strömen kann und obendrein die bestehende Energie geschwächt wird. So kommt es nach Lesart der Chinesischen Medizin zu einer Negativ-Spirale der Schwächung. Das Festhalten am Verlust führt zu einem Verharren in der Trauer, und die Trauer schädigt das Lungen-Qi. Das geschwächte Lungen-Qi bewirkt wiederum, dass uns Energie zur Trauerarbeit fehlt, wodurch wir in der Trauer gefangen bleiben etc. Es entsteht ein Teufelskreis der Traurigkeit, und den Betroffenen scheint es unmöglich, aus eigener Kraft daraus auszubrechen.

Wenn Sie sich in einer derartigen Lage befinden, packen Sie den Stier an den Hörnern, und zwar an beiden! Das eine Horn steht für die Sichtweise der Chinesischen Medizin, die Ihnen helfen kann, das geschwächte Lungen-Qi aufzubauen und zu kräftigen, so dass Sie Ihre tiefsitzende Trauer lockern und auf Dauer loslassen können. Vergessen Sie nicht: Die Chine-

Trauerphasen

Für Trauer gibt es keine Zeiteinheit. Manche Menschen brauchen länger für die Bewältigung einschneidender Erlebnisse, andere sind schon nach verhältnismäßig kurzer Zeit wieder fit. Für eine echte und gesunde Aufarbeitung des Verlustes müssen in jedem Fall aber alle Phasen der Trauer vollständig durchlaufen werden.

In der ersten Phase will man den Verlust nicht wahrhaben. Die Realität wird verzerrt wahrgenommen und in gewisser Weise verleugnet. Die Trauernden fühlen sich wie versteinert, wie in einem bösen Traum.

In der zweiten Phase brechen plötzlich die verschiedenartigsten Gefühle auf, die in der ersten Phase noch unterdrückt wurden: Wut, Schmerz, Angst, Sehnsucht, Schuldgefühle.

Die dritte Phase bringt einen Rückzug mit sich. Die zunächst vorwiegend emotionale Reaktion weicht immer mehr einer auch rationalen Beschäftigung mit dem Verlust. Man denkt noch einmal über die schönen verlorenen Zeiten nach, akzeptiert aber langsam die Realität.

In der vierten Phase fasst der Trauernde neuen Mut. Er bewegt sich langsam wieder auf andere zu und plant sein Leben neu. Einzelne Trauerphasen können zwar wieder aufbrechen, dauern aber nur kurz an.

sische Medizin wertet und urteilt nicht. Das andere Horn soll Sie darauf aufmerksam machen, Ihre Emotionen »anzupacken«. Sehen Sie die Trauer nicht als Feind, der Sie herabzieht. Nehmen Sie den Verlust an, und erkennen Sie, dass dieser Einschnitt, so schmerzlich er auch ist, Ihr Leben auf den Kopf stellt und Ihnen damit auch die Chance bietet, neue Wege für sich zu finden und zu beschreiten. Wenn Sie sich in der Trauer gefangen fühlen, sollten Sie folgende Fragen in Ruhe für sich durchgehen:

- Können Sie sich einen guten Grund vorstellen, warum Sie an Ihrer Trauer festhalten sollten?
- Was wäre, wenn Sie für einen Moment keine Trauer mehr empfinden würden? Fühlten Sie sich dann befreit, oder würde Ihnen etwas fehlen?
- Könnte es sein, dass es einen versteckten Vorwurf gibt, den Sie in Ihrer festgefahrenen Trauer insgeheim formulieren? Wenn zum Beispiel Ihr Ehemann unerwartet verstorben ist und Sie nun mit den Kindern alleine dasitzen und für den Lebensunterhalt sorgen müssen. Dieses Leben haben Sie sich nicht ausgesucht, und so kann sich in Ihre Trauer ein (vielleicht sogar berechtigter) Vorwurf mischen.
- Lehnen Sie möglicherweise die veränderte Situation ab? Wollen Sie lieber an der Vergangenheit, an der bekannten Lebenssituation festhalten? Dem Zweck des Verharrens und Stillstehens dient eine Depression dann bestens.

Fassen wir zusammen: Eine depressive Verstimmung, die nach einem Verlust aufgetreten ist und mit tiefer Traurigkeit einhergeht, zeigt an, dass die Wandlungsphase Metall wesentlich beteiligt ist. Geschieht dies im Rahmen einer »normalen« Trauerreaktion, können Sie die Tipps der Chinesischen Medizin dazu nutzen, um Ihr Metall-Element zu stützen und die Trauerzeit zügiger und dennoch bewusst zu verarbeiten. Falls die Trauerreaktion nicht überwunden werden konnte und zu einer Depression geführt hat, nutzen Sie den oben beschriebenen doppelten Ansatz, und packen Sie das Problem bei beiden Hörnern. Auf der einen Seite stärken die Tipps des Metall-Elements das geschwächte Lungen-Qi und stellen Energie zur Verarbeitung bereit. Auf der anderen Seite nehmen Sie Ihre Emotionen an und durchleuchten Sie, was Ihnen helfen kann, einen möglichen Anlass, in der Trauer zu bleiben, aufzudecken und schließlich aufzulösen. Machen Sie den Test im folgenden Kapitel. Wenn Trauer als Ursache Ihrer Depression vorrangig ist, werden Sie wahrscheinlich im Metall das zweithöchste oder höchste Ergebnis erzielen. Nehmen Sie dann die Tipps im Kapitel »Therapie des Metall-Typs« zur Hand und beginnen Sie damit, die Energie dieses Elements zu stärken. Möglicherweise haben Sie auch in der Wandlungsphase Holz ein vergleichsweise hohes Ergebnis. Dies kann ein Hinweis darauf sein, dass eine weitere Ursache mit im Spiel ist. Beispielsweise kann noch ein Groll oder ein Vorwurf wegen des Verlustes bestehen, der die Aufarbeitung behindert. Dann sollten Sie zusätzlich die Tipps im Kapitel »Therapie des Holz-Typs« befolgen.

Depressive Verstimmungen – Unterschiede der Wandlungsphasen

	Erde	Holz	Metall
Gemeinsame Anzeichen	Herabgestimmtheit, Depression, Antriebsmangel		
Grundthema	Energiemangel	Blockierung	Stillstand
Kennzeichen	Grübeln, kann abgelenkt und »mitgezogen« werden	Gereiztheit, will in Ruhe gelassen werden Verweigert sich der Ablenkung und wird eher ärgerlich oder noch depressiver	Traurigkeit, Tränen Macht trotz Trauer bei Unternehmungen mit
Symptome	Konstant, antriebsarm Antriebsmangel und Müdigkeit stehen im Vordergrund	Kann auch wechseln Depression mit plötzlichen, kurzen Phasen von »gut drauf sein«	Konstantes Trauergefühl, manchmal überdeckt durch Alltag, in der Tiefe immer da
Besserung möglich durch	Erholung Gezielte Ernährung Grübeln unterbrechen	Bewegung Ärger äußern Eintreten für die eigenen Bedürfnisse	Durchleben Aufarbeitung in gläubiger Ausrichtung führt zu persönlicher Reife
Zugrundeliegendes Gefühl	Sorgen, Grübeln, Befürchtungen Kann nicht, will nicht Hat keine Kraft, keine Ideen	Ärger, Unzufriedenheit, Frust Will, aber kann nicht Hat Pläne und Wünsche, die Kraft fehlt (wird für das Unterdrücken negativer Emotionen verbraucht)	Trauer, Verlust Kann, will aber nicht
Beispiel	Keine Kraft, keine Lust	Pläne, Träume, aber nichts geht	Kann meist noch die alltäglichen Pflichten bewältigen Will nicht, weil die Freude am Tun fehlt Lebt mit Trauer tief innen und würde lieber mit Trauer allein sein

Welcher
Energie-Typ
sind Sie?

Holz, Feuer, Erde, Metall oder Wasser:

Mit unserem großen Elemente-Test finden Sie heraus,

welcher Typ Sie aus Sicht der Chinesischen

Medizin sind.

Welche Elemente beeinflusser Sie am meisten?

In den vorangegangenen Kapiteln wurden Sie mit den Grundlagen der Chinesischen Medizin vertraut gemacht. Jetzt ist es an der Zeit zu sehen, welche Elemente Sie besonders beeinflussen.

Sind Sie eher der kämpferische Leber-Holz-Typ oder der dominante Herz-Feuer-Typ? Sind Sie der ruhige Milz-Erde-Typ oder der zurückhaltende Lunge-Metall-Typ? Oder sind Sie der weiche und doch so hartnäckige Niere-Wasser-Typ. Machen Sie den Test, und Sie werden es erfahren.

Der Test wurde speziell für dieses Buch entwickelt. Die Fragebögen enthalten Aussagen über diverse Bereiche des täglichen Lebens. Sie fragen nach körperlichen Gegebenheiten, nach Ihren Stimmungen und Einstellungen, nach geschmacklichen Vorlieben, nach Befindlichkeiten und Empfindlichkeiten. Solche Fragen würde Ihnen auch ein chinesischer Arzt bei der Anamnese stellen. Ihre Antworten lassen darauf schließen, wie Sie »gestrickt« sind.

So machen Sie den Test

Lesen Sie bitte jede dieser Aussagen aufmerksam durch und entscheiden Sie, ob bzw. inwieweit sie für Sie zutreffen. Zur Beantwortung jeder Aussage steht Ihnen eine vierstufige Skala zur Verfügung. Kreuzen Sie bitte an:

trifft gar nicht zu: wenn Sie die Aussage für unzutreffend halten bzw. ihr auf kei-

nen Fall zustimmen – wenn das Symptom nie vorkommt

trifft etwas zu: wenn Sie die Aussage für bedingt zutreffend halten bzw. ihr bedingt zustimmen – wenn das Symptom selten auftritt

trifft überwiegend zu: wenn Sie die Aussage für zutreffend halten bzw. ihr eher zustimmen – wenn das Symptom häufig vorkommt

trifft vollkommen zu: wenn Sie die Aussage für völlig zutreffend halten bzw. ihr vollkommen zustimmen – wenn dieses Symptom regelmäßig und immer wieder auftritt

Denken Sie daran: In diesem Test gibt es keine »richtigen« oder »falschen« Antworten. Es kommt einzig und allein darauf an, wie Sie sich selbst und Ihre persönlichen Lebensumstände einschätzen. Lassen Sie sich für die Beantwortung der Fragen so viel Zeit wie nötig. Dennoch sollten Sie in gewisser Weise auch spontan antworten. Wichtig ist, dass Sie sich in diesem Test so geben, wie Sie sind, und nicht so, wie Sie sein möchten. Das würde das Ergebnis verfälschen und die Suche nach der Ursache von Befindlichkeitsstörungen erheblich erschweren.

Ein letzter Hinweis sei noch erlaubt: Wie Sie gleich feststellen werden, sind die Fragebögen zu den fünf Elementen unterschiedlich lang. Lassen Sie sich davon nicht irritieren. Das liegt unter anderem darin begründet, dass sich bestimmte Wandlungsphasen in manchen Belangen sehr ähnlich zeigen können – so ist eine intensive Abgrenzung vonnöten, um Falschergebnisse auszuschließen.

Das Element Holz

	trifft gar nicht zu	trifft etwas zu	trifft über- wiegend zu	trifft voll- kommen zu
Nach der Arbeit fällt es mir schwer, »runterzukommen«	0	1	2	3
Wenn etwas nicht so klappt, wie ich es will, werde ich ärgerlich	0	1	2	3
Ich finde es gut, wenn andere tun, was ich sage	0	1	2	3
Ich kann gut anpacken und die Dinge anschieben	0	1	2	3
Wenn man mich in der Umsetzung meiner Pläne bremst, bin ich frustriert	0	1	2	3
Kurz vor der Prüfung lerne ich am besten	0	1	2	3
Wenn ich mich ärgere, reagiere ich gerne einmal mit Kopfschmerzen	0	1	2	3
Wenn der Aufgabenberg mir zu groß ist, bin ich wie gelähmt und fange gar nicht erst an	0	1	2	3
Ich nasche gerne, wenn ich nervös bin	0	1	2	3
Ich esse gerne Lakritze	0	1	2	3
Am liebsten wäre ich immer in Bewegung und würde etwas Sinnvolles tun	0	1	2	3
Wenn ich vor dem Kleiderschrank stehe, kann ich mich nicht entscheiden, was ich anziehen soll	0	1	2	3
Ich nehme mir viel vor, schaffe aber nicht immer alles	0	1	2	3
Ich leide unter Migräne	0	1	2	3
Im Urlaub leide ich meistens unter Verstopfung	0	1	2	3
Ich werde sauer, wenn mir ein anderes Auto die Vorfahrt nimmt	0	1	2	3

	trifft gar nicht zu	trifft etwas zu	trifft über-wiegend zu	trifft voll-kommen zu
Ich tue mich schwer damit, im Alltag gelassen zu bleiben	0	1	2	3
Mir läuft schnell mal »eine Laus über die Leber«	0	1	2	3
Ich bin zufrieden, wenn ich richtig was geleistet habe	0	1	2	3
Ich suche die Herausforderung	0	1	2	3
Nach zwei Wochen Urlaub fühle ich mich wie neugeboren	0	1	2	3
Ich bin von eher muskulös-drahtigem Körperbau	0	1	2	3
Migränekopfschmerzen kenne ich nicht	3	2	1	0
Mich plagen oft Blähungen	0	1	2	3
Ich habe ein Pfeifen im Ohr (Tinnitus)	0	1	2	3
Meine Augen sind trocken und tränen schnell	0	1	2	3
Ich leide unter Verspannungen von Schultern und Nacken	0	1	2	3
Meine Nägel sind brüchig und dünn	0	1	2	3
Wenn ich aufgeregt bin, kann ich nichts essen und mein Magen ist wie zugeschnürt	0	1	2	3
Bei einer wichtigen Besprechung schwitze ich trotz Deo schnell unter den Achseln	0	1	2	3
Ich mag gerne Saures (wie z. B. Essig am Salat, »saure Stäbchen«)	0	1	2	3
Wenn mir alles zu viel wird, bekomme ich Kopfschmerzen	0	1	2	3
Nach dem Sport fühle ich mich viel besser	0	1	2	3
Am Abend trinke ich gern mal einen Wein oder ein Bier, weil ich dann schön zur Ruhe komme	0	1	2	3
Ich leide oft an Mandelentzündungen bzw. meine Mandeln sind deswegen entfernt worden	0	1	2	3

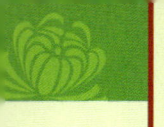

	trifft gar nicht zu	trifft etwas zu	trifft über- wiegend zu	trifft voll- kommen zu
Bei windigem Wetter bleibe ich lieber zu Hause	0	1	2	3
Ich vertrage keine Zugluft	0	1	2	3
Ich stehe unter hoher Arbeits- belastung	0	1	2	3
Ich habe Gallensteine bzw. meine Gallenblase ist operiert	0	1	2	3
Ich habe erhöhten Blutdruck (Hypertonie)	0	1	2	3
Ich habe oft ein Kloßgefühl im Hals	0	1	2	3
Vor vielen Leuten eine Ansprache zu halten ist mir unangenehm	0	1	2	3
Wenn ich aufgeregt bin, bekomme ich ganz kalte Hände	0	1	2	3
Wenn man mich ärgert, ziehe ich mich zurück und bin beleidigt	0	1	2	3
Meine Freunde beschreiben mich als flexibel und anpassungsfähig	3	2	1	0
Meine Kollegen schätzen es, dass ich klar meine Meinung sagen und auch mal auf den Tisch hauen kann	0	1	2	3
Anstehende Arbeit mache ich am liebsten selbst, weil mir die anderen sowieso zu langsam sind	0	1	2	3
Ich kann mich gut durchsetzen	0	1	2	3
Es fällt mir schwer, Kompromisse einzugehen	0	1	2	3
Ich kann gut improvisieren	0	1	2	3
Es fällt mir schwer, andere als Gleichgestellte zu akzeptieren	0	1	2	3
Freunde beschreiben mich als launisch und sprunghaft	0	1	2	3
Ich neige dazu, alles auf mich zu beziehen	0	1	2	3
Geduld ist eine meiner Stärken	3	2	1	0

Gesamtpunktzahl

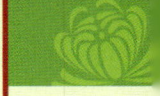

● Das Element Feuer

	trifft gar nicht zu	trifft etwas zu	trifft über- wiegend zu	trifft voll- kommen zu
In Gesellschaft bin ich schnell der Mittelpunkt der Runde	0	1	2	3
Ich kann schlecht einschlafen	0	1	2	3
Ich habe viel Phantasie	0	1	2	3
Meine Träume sind intensiv und lebhaft	0	1	2	3
Ich bin gern in großer Runde mit Musik, beim Tanzen, auf Partys	0	1	2	3
Ich werde schnell überdreht oder hektisch	0	1	2	3
Langeweile halte ich nicht aus	0	1	2	3
Wenn ich in Stimmung bin, bin ich schwer zu bremsen	0	1	2	3
Gute Stimmung anderer wirkt auf mich ansteckend	0	1	2	3
Ich kann mich gut mitreißen lassen	0	1	2	3
Ich fühle mich glücklich-erfüllt	3	2	1	0
Ich kann mich gut über lange Zeit konzentrieren	3	2	1	0
Ich habe eine schnelle Auffassungsgabe	3	2	1	0
Ich kann mich an nichts richtig freuen	0	1	2	3
Spaß zu haben ist mir wichtig	0	1	2	3
Wenn ich etwas Schönes erlebe, geht mir das Herz auf	3	2	1	0
Ich habe manchmal einen unregelmäßigen Puls	0	1	2	3
Nachts schwitze ich oft so, dass ich mein Nachthemd wechseln muss	0	1	2	3
Mir ist schnell heiß	0	1	2	3
Ich bekomme leicht einen roten Kopf	0	1	2	3
Ich leide häufig unter wunden Stellen (Aphten) im Mund	0	1	2	3

	trifft gar nicht zu	trifft etwas zu	trifft über- wiegend zu	trifft voll- kommen zu
Im Sommer leide ich unter der Hitze und bin lieber im Schatten	0	1	2	3
Ich trinke beim Weggehen gerne etwas Alkohol, das hebt meine Stimmung zusätzlich	0	1	2	3
Ich liebe es, Kaffee zu trinken	0	1	2	3
Ich lache viel und gern	3	2	1	0
Manchmal fange ich beim kleinsten Anlass an zu kichern	0	1	2	3
Ich empfinde innere Unruhe	0	1	2	3
Ich werde leicht hektisch	0	1	2	3
Bei mir wurde eine koronare Herzerkrankung/Herzinfarkt diagnostiziert	0	1	2	3
Meine Freunde beschreiben mich als charismatisch	0	1	2	3
Ich bin begeisterungsfähig	0	1	2	3
Ich lerne schnell neue Menschen kennen	0	1	2	3
Ich habe einen großen Freundeskreis	0	1	2	3
Ich gehe gerne auf große Partys und Mega-Events	0	1	2	3
Ich kann Freude gut mit anderen teilen	0	1	2	3
Andere sagen von mir, ich habe eine gute Ausstrahlung	0	1	2	3
Man kann mir meine Stimmungen ansehen	0	1	2	3
Andere erleben mich als quirlig	0	1	2	3
Ich bin warmherzig und aufgeschlossen	0	1	2	3
Ich schlafe nachts tief und fest	3	2	1	0
Gesamtpunktzahl				

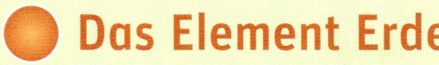 Das Element Erde

	trifft gar nicht zu	trifft etwas zu	trifft überwiegend zu	trifft vollkommen zu
Wenn ich ein Problem habe, denke ich lange darüber nach	0	1	2	3
Es fällt mir schwer, rasche Entscheidungen zu treffen	0	1	2	3
Ich habe vielerlei Befürchtungen	0	1	2	3
Ich mache mir schnell Sorgen	0	1	2	3
Meine Gedanken kreisen oft um dasselbe Thema	0	1	2	3
Probleme schlagen mir schnell auf den Magen	0	1	2	3
Ich gehe alle Dinge bedächtig an	0	1	2	3
Lakritze ist mir zuwider	0	1	2	3
Ich liebe Süßigkeiten	0	1	2	3
Ich komme nur unregelmäßig zum Essen, häufig fallen Mahlzeiten aus	0	1	2	3
Gekochtes vertrage ich viel besser als Rohkost	0	1	2	3
Ich nehme schnell zu, überschüssige Pfunde werde ich nur schwer wieder los	0	1	2	3
Ich brauche viel Schlaf, und bin morgens trotzdem nicht ausgeruht	0	1	2	3
Ich neige zu weichem Stuhlgang	0	1	2	3
Ich habe oft keinen Appetit	0	1	2	3
Wenn ich mich gestoßen habe, bekomme ich schnell blaue Flecken	0	1	2	3
Ein Besuch im Dampfbad ist wegen der Feuchtigkeit nichts für mich	0	1	2	3
Ich kann meine Gedanken schlecht abschalten	0	1	2	3
Zu sportlichen Aktivitäten kann ich mich nur schwer motivieren	0	1	2	3

	trifft gar nicht zu	trifft etwas zu	trifft über- wiegend zu	trifft voll- kommen zu
Ich habe auf Grund von Karies keine guten Zähne und viele Füllungen	0	1	2	3
Ich vertrage überdurchschnittlich viele Nahrungsmittel schlecht	0	1	2	3
Essen hilft mir über viele kleine Probleme des Alltags hinweg	0	1	2	3
Ich bin von schlankem Körperbau	3	2	1	0
Meine Freunde beschreiben mich als geselligen Menschen	0	1	2	3
Ich genieße gemütliches Zusammensein mit Freunden	0	1	2	3
Ich bin bekannt dafür, diplomatisch und taktvoll zu sein	0	1	2	3
Meine Freunde beschreiben mich als bodenständig und verlässlich	0	1	2	3
Nach dem Abendessen schlafe ich oft vor dem Fernseher ein	0	1	2	3
Ich fühle mich körperlich erschöpft und ausgelaugt	0	1	2	3
Ich leide häufig unter Bauchschmerzen	0	1	2	3
Ich habe öfter Durchfall	0	1	2	3
Gesamtpunktzahl				

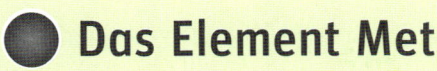 Das Element Metall

	trifft gar nicht zu	trifft etwas zu	trifft überwiegend zu	trifft vollkommen zu
Ich lege viel Wert auf Ordnung	0	1	2	3
Ich benötige einen geregelten Tagesablauf	0	1	2	3
Ich bin ausgesprochen flexibel und kann meine Pläne schnell ändern	3	2	1	0
Meine Aufgaben erledige ich genau und korrekt	0	1	2	3
Ich kann mich schwer abgrenzen	0	1	2	3
Manchmal bin ich traurig und weiß nicht warum	0	1	2	3
Es fällt mir oft schwer, loszulassen	0	1	2	3
Unter Anspannung kann es passieren, dass ich den Atem anhalte	0	1	2	3
Ich fühle mich oft schutzlos (ohne einen erkennbaren, äußeren Anlass)	0	1	2	3
Veränderungen sind mir unangenehm	0	1	2	3
Meine Haut neigt zu Trockenheit	0	1	2	3
Ich empfinde oft tiefe Sehnsucht, ohne genau zu wissen wonach	0	1	2	3
Ich bin sehr sensibel	0	1	2	3
Ich bin »dünnhäutig«	0	1	2	3
Manchmal habe ich einen sechsten Sinn und ahne, was kommt	0	1	2	3
Mein Körper ist eher schlank und feingliedrig	0	1	2	3
Wenn ich mich anstrenge, komme ich schnell außer Atem	0	1	2	3
Wenn ich einen Infekt erwische, habe ich meist auch Husten dabei	0	1	2	3
Sobald ein Kollege oder jemand in der Familie eine Erkältung hat erwischt es mich auch	0	1	2	3
Beim Sport schwitze ich rasch am ganzen Körper	0	1	2	3

	trifft gar nicht zu	trifft etwas zu	trifft über- wiegend zu	trifft voll- kommen zu
Um die Nase herum habe ich schnell kleine Schweißperlen	0	1	2	3
Trockene Heizungsluft im Winter ist mir unangenehm	0	1	2	3
Klimaanlagen sind mir nicht angenehm	0	1	2	3
Scharfes Essen liegt mir besonders	0	1	2	3
Ich neige zu Heuschnupfen oder Asthma	0	1	2	3
Ich habe eine empfindliche Haut, die schnell gereizt reagiert	0	1	2	3
Ich habe immer wieder Probleme mit den Nasennebenhöhlen (Sinusitis)	0	1	2	3
Ich mag es nicht, wenn mir andere Menschen zu nahe kommen	0	1	2	3
Um mich zu erholen, bin ich gerne für mich alleine	0	1	2	3
Eine spirituelle Ausrichtung ist mir wichtig im Leben	0	1	2	3
Ich habe eine Hauterkrankung, wie z. B. Neurodermitis, Akne oder Schuppenflechte (Psoriasis)	0	1	2	3
Ich bin gläubig	0	1	2	3
Meine Probleme mache ich alleine mit mir aus	0	1	2	3
Ich mache anstehende Arbeiten lieber selbst, weil mir die anderen die Aufgabe nicht genau genug erledigen	0	1	2	3
Einem Verlust trauere ich lange Zeit nach	0	1	2	3
Ich finde Weinen entlastend	0	1	2	3
Obwohl ich gar nicht viel Sport treibe, habe ich eine gute Kondition	3	2	1	0

Gesamtpunktzahl

● Das Element Wasser

	trifft gar nicht zu	trifft etwas zu	trifft überwiegend zu	trifft vollkommen zu
Wenn ich genau darüber nachdenke, bin ich mein ganzes Leben auf der Suche nach Sicherheit und menschlicher Wärme	0	1	2	3
Ich habe öfter einen Hexenschuss oder hatte einen Bandscheibenvorfall im Lendenwirbelbereich	0	1	2	3
Ich sehne mich nach körperlicher Geborgenheit	0	1	2	3
Ich habe das Gefühl, immer alles alleine machen zu müssen	0	1	2	3
Ich stehe mit beiden Beinen fest auf dem Boden, mich kann nichts umhauen	3	2	1	0
Ich habe das Gefühl, gut verwurzelt zu sein	3	2	1	0
Ich erschrecke leicht	0	1	2	3
Mich plagen immer wieder Ängste, ich kann aber keine klare Ursache dafür finden	0	1	2	3
Wenn ich mir ein Ziel gesetzt habe, kann ich es beharrlich verfolgen, wenn nötig jahrelang	3	2	1	0
Schwierigkeiten werfen mich leicht aus der Bahn	0	1	2	3
Manchmal habe ich Angst und weiß gar nicht wovor	0	1	2	3
Ich habe ein Schockereignis erlitten, das ich nur langsam oder noch nicht überwinden konnte	0	1	2	3
Ich habe meine Bestimmung im Leben noch nicht gefunden	0	1	2	3
Ich habe öfter Schmerzen im Bereich der Lendenwirbelsäule	0	1	2	3
Damit es mir besser schmeckt, salze ich oft nach	0	1	2	3
Manchmal tragen mich meine Beine nicht mehr	0	1	2	3

	trifft gar nicht zu	trifft etwas zu	trifft über- wiegend zu	trifft voll- kommen zu
Meine Zähne lockern sich	0	1	2	3
Ich habe manchmal das Gefühl, beim Gehen einzuknicken	0	1	2	3
Ich habe Osteoporose	0	1	2	3
Ich habe das Gefühl, niemand deckt mir den Rücken	0	1	2	3
Ich habe keine sonderlich festen Knochen	0	1	2	3
Kälte geht mir durch und durch	0	1	2	3
Ich leide unter einer schweren, lang dauernden Erkrankung und unter der Belastung der erforderlichen Behandlung	0	1	2	3
Mein Hörvermögen hat langsam nachgelassen	0	1	2	3
Ich bin geräuschempfindlich	0	1	2	3
Meine Haare sind früher und deutlicher ergraut als altersüblich	0	1	2	3
Meine Kniegelenke sind abgenutzt (Arthrose) und schmerzen oft	0	1	2	3
Ich muss sehr häufig Wasser lassen	0	1	2	3
Meine Freunde beschreiben mich als innerlich gefestigt und beständig	3	2	1	0
Ich bin ein traditionsbewusster Mensch	0	1	2	3
Mir ist das Gefühl der Zugehörigkeit zu meiner Familie wichtig	0	1	2	3
Im Winter bleibe ich lieber zu Hause im Warmen	0	1	2	3
Es fällt mir schwer, stabile und dauerhafte Freundschaften aufzubauen und zu halten	0	1	2	3
Wenn es turbulent zugeht, bewahre ich die Ruhe	3	2	1	0
Ich besitze ein stabiles Selbstvertrauen	3	2	1	0
In meiner Familie gibt es Erbkrankheiten	0	1	2	3
Ich habe mit meiner Familie gebrochen und leide darunter	0	1	2	3
Gesamtpunktzahl				

Testauswertung

Holz	Feuer	Erde	Wasser	Metall
162	120	93	111	111
160	110	90	100	100
150	100	80	90	90
140	90	70	80	80
130	80	60	70	70
120	70	50	60	60
110	60	40	50	50
100	50	30	40	40
90	40	20	30	30
80	30	10	20	20
70	20		10	10
60	10			
50				
40				
30				
20				
10				

Testauswertung

Tragen Sie nun bitte die Punkte für jedes Element in die Grafik auf Seite 71 ein. Dann verbinden Sie die Punkte untereinander mit Linien und erhalten so ein Berg-Tal-Diagramm. Der numerische Punktwert der einzelnen Elemente ist nicht aussagekräftig, entscheidend ist einzig und allein, wo Ihre »Gipfel« liegen. Dabei sind verschiedene prinzipielle Ergebnisse möglich:

- »Zugspitze«: Sie haben einen hohen Gipfel in einem Element → dann sind Sie deutlich dieser Element-Typ. Lesen Sie noch einmal die Beschreibung dieser Wandlungsphase, und wenden Sie sich dann den TCM-Empfehlungen Ihres Elements zu.
- »Frauentürme«: Sie haben zwei vergleichbar hohe Gipfel → dann sind Sie ein Kombinationstyp dieser beiden Elemente und sollten die Empfehlungen zur Therapie beider Elemente befolgen.
- »Hügellandschaft«: Es gibt keine besonderen Gipfel, nur einzelne Hügel, aber keine Erhebung, die heraussticht. → Damit sind Sie ein sehr ausgeglichener Mensch, der keinem speziellen Typ zugeordnet werden kann. Greifen Sie sich die Empfehlungen heraus, die Sie ansprechen, und vertrauen Sie Ihrem Gefühl. Sie können so Ihre gesamte Energetik anheben und Ihre Gesundheit verbessern. Gibt es ein spezielles Problem, dann lesen Sie in den entsprechenden Kapiteln nach. Sie erhalten dort Hinweise auf die beteiligten Elemente und können nun die passenden Tipps der TCM beachten.

Der Holz-Typ

Als Holz-Typ sind Sie ein dynamischer Mensch, Sie sind voller Energie, ein Macher. Sie erspähen eine Aufgabe, eine Herausforderung am Horizont und sagen sich: »Super, nichts wie los.« Schnell haben Sie einen Plan gefasst, und das neue Vorhaben wird sofort tatkräftig umgesetzt. Ihnen scheint fast unbegrenzt Energie zur Verfügung zu stehen und alles spielend zu gelingen. Falls doch ein Hindernis auftaucht, können Sie es leicht überwinden. Ziele im Leben zu haben, ist für Sie von zentraler Bedeutung, und Sie sind gerne aktiv, um Ihre Ziele zu erreichen. Doch kennen Sie auch Zeiten, in denen die Welt es Ihnen nicht so leicht macht. Es geht nicht so, wie Sie gern wollen, Enttäuschung und Frustration tauchen auf. Vielleicht werden Sie auch ärgerlich und machen sich selbst und anderen Vorwürfe. Ihre Umwelt erlebt Sie als reizbar und übellaunig.

Als Holz-Typ kommen Sie gut mit Stress zurecht und haben gern eine gewisse Anspannung, um in Fahrt zu kommen. Es kann jedoch auch sein, dass Sie sich durch persönlichen oder beruflichen Stress so unter Druck gesetzt fühlen, dass Ihre Leistungsfähigkeit darunter leidet. Verspannungen und Kopfschmerzen sind Ihnen nicht unbekannt.

Der Holz-Typ kann über einen längeren Zeitraum Berge von Aufgaben scheinbar mühelos bewältigen. Doch mit einem Mal wird alles zu viel, und er zeigt – zu seiner eigenen Verwunderung – Burn-out-Symptome. Wenn die Energie des Holz-Typs in die Klemme gerät, neigt er zu Wutausbrüchen und unkontrolliertem Verhalten.

Oder aber der Druck geht nach innen, und es können Depressionen, Erschöpfung oder auch Panikattacken auftreten. Lassen Sie es nicht so weit kommen! Die kraftvolle Energie des Holz-Typs kann Sie in Ihrem Leben zu den größten Leistungen beflügeln. Vielleicht befinden Sie sich jedoch zurzeit in einer Situation, die nicht Ihren inneren Wünschen und besten Entfaltungsmöglichkeiten entspricht. Lesen Sie das Kapitel des Holz-Elements durch (siehe Seite 32 f.), dort sind die Zusammenhänge erläutert. Dann schlagen Sie in den Tipps zur »Therapie des Holz-Typs« nach: Dort finden Sie eine Fülle von Empfehlungen, die Sie wieder aufbauen und in Schwung bringen. Befindet sich Ihr Holz-Element wieder im Gleichgewicht, winkt Ihnen der Lohn eines erfüllten Lebens voller neuer Ideen. Alles ist im Fluss, und Ihre Vorhaben nehmen spielend Gestalt an. Sie sind heiter und gelassen in der Gewissheit, dass die Energie des Holz-Elements Sie zuverlässig mit der Kraft versorgt, alle Herausforderungen des Lebens zu meistern.

Kombination Holz-Typ und Erde-Typ

Der Holz-Typ ist oftmals mit dem Erde-Typ kombiniert. Wenn Sie also in beiden Elementen einen Schwerpunkt haben, gehören Sie sehr wahrscheinlich zu diesem Kombinationstyp. Neben den Holzeigenschaften werden Sie auch Stressphasen kennen, in denn Ihre Verdauung verrückt spielt und Sie unter Bauchschmerzen leiden. Ihr Appetit ist abhängig von Stimmung und Anspannung. Tagestiefs sind Ihnen nicht neu, und Sie haben wahrscheinlich Phasen, in den Sie

glauben, keine Kraft mehr zu haben. Trotz Erschöpfung ist der Schlaf unruhig und nicht erholsam. Beachten Sie dann unbedingt auch die Kapitel des Erd-Elements und folgen Sie den Empfehlungen zur »Therapie des Erde-Typs«.

Der Feuer-Typ

Sie sind ein Mensch mit Charisma. Ihre gute Laune und Lebensfreude kann so leicht nichts trüben. Andere Menschen lassen sich von Ihrer Offenheit und Begeisterung anstecken und mitreißen. Sie sind beliebt, haben viele Kontakte und sind oftmals auf Anerkennung anderer bedacht. Wahrscheinlich führen Sie ein intensives gesellschaftliches Leben und gehen gerne aus, denn als Feuer-Typ können Sie Alleinsein schlecht aushalten. Sie brauchen immer wieder einen neuen Kick, eine Eroberung oder eine neue Herausforderung. Möglicherweise fühlen Sie sich manchmal auch getrieben und stürzen sich immer wieder in neue Aktivitäten, um vor der drohenden Langeweile zu fliehen. Doch bedenken Sie: In der TCM gibt es nicht nur Yang mit seiner Ausgelassenheit.

Sie sollten sich daher auch Pausen gönnen und Zeiten der Ruhe einplanen. Sonst laufen Sie Gefahr, Ihre Energie zu »verheizen«, dann folgen Phasen der Interesselosigkeit und Erschöpfung. Möglicherweise kennen Sie solche Phasen bereits, und es ist Ihnen schwergefallen, ohne neue Reize auszukommen. Vielleicht waren Sie dann in Versuchung, sich mit Kaffee und anderem aufzuputschen, um wieder zu Ihrem »alten« fröhlichen Selbst zurückzufinden. So neigen Feuer-

Typen dazu, drohende innere Leere mit allen Mitteln füllen zu wollen, um weiterhin den gewissen Kick zu erleben. Dieses Bedürfnis kann unter Umständen ein suchtähnliches Verhalten mit sich bringen, so dass diese Menschen nur glücklich sein können, wenn sie einkaufen gehen, Wein trinken, feiern, verreisen etc. Wenn Ihre Feuer-Energie überstimuliert wird, können Unruhe, Herzrasen und Schlafstörungen auftreten. Achten Sie auf sich, denn diese Überstimulierung kann in eine Erschöpfungsdepression oder in unkontrolliert-überdrehtes Verhalten münden.

Trotz Ihrer Beliebtheit und der zahllosen Kontakte kann es vorkommen, dass Sie mit intensiven Emotionen und echter Nähe in Beziehungen nicht so gut umgehen können. Da das Alleinsein nicht zu Ihren Stärken zählt, finden Sie sich auch mal in einer eher oberflächlichen Beziehung wieder.

Kombination Feuer-Typ und Erde-Typ

Wenn Sie zu lange Vollgas gegeben haben und sich sowohl in der Arbeit als auch im Privatleben zu sehr verausgabt haben, sind unter Umständen Ihre Batterien leer. Sie erleben womöglich Zeiten starker Erschöpfung und nichts von dem, was Sie vorher gerne taten, macht Ihnen noch Spaß. Sie langweilen sich, und obwohl Sie nicht viel unternehmen und sich eigentlich erholen sollten, kommen Sie nicht zur Ruhe. Als Kombinationstyp Feuer und Erde sind Ihnen vielleicht auch Schlaflosigkeit und Unruhezustände, die sich unangenehm steigern können, nicht gänzlich unbekannt.

Die Lernaufgabe des Feuer-Typs liegt darin, tiefe Gefühle zu entwickeln, das eigene, sehr reiche Gefühlsleben zu entdecken und einen harmonischen Ausgleich zwischen Aktivität und Erholung zu finden. Die Empfehlungen im Kapitel »Therapie des Feuer-Typs« werden Ihnen auf diesem Weg eine großartige Unterstützung sein.

Als ausgeglichener und entwickelter Herzensmensch wird Ihr Leben von emotionaler Reife und haltbaren Beziehungen zu anderen voller Warmherzigkeit und Nähe geprägt sein. Ihre wahre Feuer-Natur wird sich in Menschlichkeit und Herzlichkeit zeigen, und in Ihrem Herzen sind tiefe innere Freude und Liebe.

Der Erde-Typ

Als Erde-Typ sind Sie wahrscheinlich ein ruhiger und gemütlicher Mensch. Gutes Essen und Sinnenfreuden, ganz besonders im Kreise Ihrer Familie und Freunde bereiten Ihnen Freude. Sie sind meist ausgeglichen und ruhen in Ihrer Mitte. Erde-Typen sind in der Regel von Fürsorglichkeit für andere erfüllt und haben eine weiche, soziale Seite. Hier besteht die Gefahr, dass Sie als Mittentyp Ihre Kräfte zu sehr verausgaben. Aus »Für-Sorge« können sich Sorgen, Grübeln und Befürchtungen entwickeln.

Womöglich haben Sie schon einmal die Erfahrung gemacht, dass Sie aus sorgenvollen Gedankengängen nicht so leicht herausfinden. Anstehende Entscheidungen haben Sie aufgeschoben und wurden dann von Selbstvorwürfen und Schuldgefühlen geplagt. Manche Erde-Typen haben dann das Gefühl, die Welt versinke hinter einem Nebel, sie fühlen sich allein und im Stich gelassen. Gerade wenn Sie Ihre Energien erschöpft haben, laufen Sie Gefahr, in ein Stimmungstief, einen Erschöpfungszustand oder eine depressive Episode zu fallen. Erde-Typen kennen auch Probleme mit der Verdauung, und durch den Hang zu Süßem haben sie mit ihrem Gewicht zu kämpfen.

Achten Sie auf die ersten Anzeichen wie Müdigkeit, Appetitmangel oder Gewichtszunahme sowie Schlafstörungen. Wehren Sie den Anfängen, und pflegen Sie die Erd-Energie und damit die Widerstandkraft Ihrer Seele.

Als Erde-Typ können Sie wieder auf den Damm kommen, wenn Sie die Qi-Kraft Ihrer Mitte stärken und vor allem Belastungen reduzieren. Das kann die Menge an Arbeit und Entscheidungen sein, doch es ist auch das Innenleben mit allen Sorgen und Gedanken, das Sie entrümpeln sollten. Nutzen Sie das Prinzip der gegenseitigen Verstärkung: Bauen Sie Ihre Erd-Energie auf, dann fallen Ihnen Alltag und Entscheidungen leichter und die Sorgen nehmen ab. Haben Sie weniger Sorgen, ist die Mitte unbeschwerter und wird Ihnen noch mehr Energie zur Verfügung stellen. So geht es rasch aufwärts! Lesen Sie zum besseren Verständnis die Abschnitte der Wandlungsphase Erde (siehe Seite 34 ff.) und befolgen Sie dann die Therapieempfehlungen. Gute Nahrung und beruhigtes Denken sind Ihre Schlüssel zum Erfolg.

Schließlich werden Sie feststellen, dass Sorge und Befürchtungen abgelöst werden durch eine wohldosierte »Für-Sorge« und innerliche Beständigkeit. Sie sind gebettet in ein soziales Netz und fühlen sich sicher und geborgen. Sie sind in der Lage, Ihre eigenen Bedürfnisse zu beachten und Überforderungen zu vermeiden. Auf diese Weise können Sie jeden Tag wahrhaft genießen, denn Sie wissen, dass Sie genügend Kraft haben und allen Anforderungen gewachsen sind.

Kombination Erde-Typ und Holz-Typ
Vgl. Seite 73.

Kombination Erde-Typ und Feuer-Typ
Vgl. Seite 74.

Kombination Erde-Typ und Metall-Typ
Menschen, die eine Kombination aus Erde- und Metall-Typ sind, sind sehr empfindlich. Bei beiden Elementen geht es um die Auseinandersetzung und den Kontakt mit der Umwelt. Bei Blockaden und energetischen Schwächen in beiden Elementen können sich Befürchtungen und Trauer gegenseitig verstärken. Diese Menschen können Stress oftmals nicht lange aushalten. Sie machen in ihrem Leben wiederholt die Erfahrung von Rückzug und haben oft ein starkes Bedürfnis nach Alleinsein. Wird nicht rechtzeitig gegengesteuert, können auch Depressionen und Burn-out auftreten. Gelegentlich versuchen Erde-Metall-Typen sich durch ein selbst auferlegtes System von Regeln und Ordnung Halt zu geben, das bisweilen zu zwanghafter Starrheit tendiert. Wenn Sie dies andeutungsweise bei sich schon erlebt haben, dann befolgen Sie die Behandlungsempfehlungen beider Elemente – am besten

Sie beginnen mit Erde und gehen dann über zum Metall-Element. Die Tipps werden Ihnen einen Energieschub geben, den Sie nutzen können, um ein stabiles Gefühl von Schutz zu erfahren. So müssen Sie nicht mehr allein sein, um sich erholen zu können, sondern werden im Kontakt mit anderen und vielleicht auch im Glauben an eine höhere Instanz Ihre Kraftquellen finden.

Der Metall-Typ

Wenn Sie einen Schwerpunkt im Element Metall haben, sind Sie mit großer Wahrscheinlichkeit ein sensibler, »dünnhäutiger« Mensch. Ihnen fehlt manchmal das dicke Fell, um Belastungen an sich abprallen lassen zu können. Metall-Typen nehmen sich alles Mögliche zu Herzen und leiden darunter, dass vieles ungebremst auf sie einströmt. Sie fühlen sich oftmals wehr- und schutzlos. Es besteht dann die Möglichkeit, dass sie sich aus dem Kontakt mit der Welt zurückziehen, um sich sicherer zu fühlen. Es kann auch sein, dass sie sich in Ordnungsliebe und festgelegtes Verhalten flüchten, damit nichts Unerwartetes in ihr Leben tritt. Metall-Typen haben in ihrem Leben meist schon mit Trauer Bekanntschaft gemacht und haben gelegentlich Schwierigkeiten, aus der Trauer herauszufinden und loszulassen. Diese Menschen kennen auch Zeiten der seelischen Tiefs mit depressiven Verstimmungen.

Auf der körperlichen Ebene sind Hautreizungen, Atembeschwerden oder Infekte der Nase und der Bronchien vielleicht ein Thema für Sie. Lernen Sie, sich Ihrer Haut zu wehren und Ihre Grenzen zu schützen. Die Tipps dieses Buches können Ihnen dazu den Weg weisen.

Der Metall-Typ birgt eine große Chance zu Wachstum und Entfaltung in sich. Greifen Sie die Empfehlungen im Kapitel »Therapie des Metall-Typs« auf! Stärken Sie das Qi Ihrer Lunge, dann werden Sie eine Wandlung vollziehen können. Sie werden befähigt, eine eventuelle Trauer aktiv zu durchleben, die notwendigen Tränen zu weinen und anschließend loszulassen. Sie atmen ein, nun ist es an der Zeit, auszuatmen und den Dingen ihren Lauf zu lassen – loszulassen. Gerade dem Metall-Typ können Spiritualität und der Glaube an eine übergeordnete Instanz zu einer neuen Lebensperspektive verhelfen. Gelingt Ihnen dies, dann öffnen Sie sich für eine Quelle der Inspiration. Diese Quelle kann Ihnen Wege zur Heilung und Ganzwerdung weisen. Starre und Isolation weichen und werden durch die Fähigkeit zum Wandel, zum Mitgehen und harmonischen Mitschwingen mit dem Auf und Ab des Lebens ersetzt. Sie finden Gelassenheit und Weisheit und lernen, Ihre Konzentration auf die Dinge zu richten, die wirklich Bestand haben und Sie langfristig bereichern.

Kombination Metall-Typ und Erde-Typ

Vgl. Seite 75.

Der Wasser-Typ

Der Wasser-Typ ist ein Mensch von seelischer Tiefe. Er ist robust und durch nichts so leicht zu erschüttern. Einem starken Baum vergleichbar, wurzelt er tief und hat eine große innere Kraft.

Er ist sich seiner Herkunft bewusst, pflegt gern Traditionen, und die Familie ist von zentraler Bedeutung für ihn. Der Wasser-Typ wird oft wegen seiner inneren Ruhe und seines scheinbaren Selbstvertrauens von seinen Mitmenschen bewundert. Wasser-Typen sind meist eher kräftig – oder aber das genaue Gegenteil: Möglicherweise kennen Sie dann kalte Füße und haben schon einmal Ischiasbeschwerden oder einen Bandscheibenvorfall gehabt. Frauen vom Wasser-Typ leiden nicht selten unter Blasenproblemen wie Harnwegsinfekten oder Reizblase. Obwohl Sie als Wasser-Typ eigentlich über Kraft und innere Stabilität verfügen, können aus der Tiefe Unsicherheit und Instabilität auftauchen. Als Erstes bemerken Sie womöglich, dass Sie sich im Stich gelassen fühlen. Sie fühlen sich verwundbar und vermissen eine Rückendeckung, was sich körperlich in Rückenproblemen niederschlagen kann.

Wahrscheinlich sind Ihnen auch Ängste nicht ganz unbekannt. Dies können episodische Ängste oder anscheinend banale Ängste (Phobien) vor einer bestimmten Situation (z. B. enger Aufzug) oder auch bestimmten Tieren wie Spinnen sein. In einigen Fällen kann auch ein Trauma beziehungsweise ein schweres Schockereignis der Angst zugrunde liegen. Das Trauma ist Ihnen »an die Nieren gegangen« und blockiert in der Lesart der TCM Ihr Wasser-Element. Vielleicht haben Sie sich schon dabei beobachtet, wie Sie bestimmten Situationen aus dem Weg gehen und aus der »Angst vor der Angst« heraus ein Vermeidungsverhalten entwickeln. Die Angst erleben Sie nun als eine Einschränkung in Ihrem Leben. Manche Wasser-Typen machen auch die Erfahrung, dass ihre Angst nicht zu fassen ist, quasi in der Tiefe schlummert und ohne Grund unerwartet ausbricht. Haben Sie solche Anzeichen auch schon bei sich bemerkt, dann ist es höchste Zeit, dass Sie korrigierend eingreifen. Lassen Sie nicht zu, dass die Angst Ihr Leben bestimmt!

Packen Sie sie mit einem zweigleisigen Aufräumprogramm an! In diesem Buch finden Sie zum einen eine Vielzahl von Anregungen, die Ihnen auf der körperlichen und vor allem auf der energetischen Ebene helfen, Ihr Wasser-Element zu stabilisieren. Kleinere Ängste und seelische Dysbalancen können schon mit diesen Maßnahmen nachlassen oder sich ganz verabschieden. Wenn Sie allerdings ein tiefgreifendes seelisches Trauma erlitten haben, dann sollten sie zusätzlich einen geschulten Therapeuten aufsuchen. Gerade die Kombination aus fernöstlicher Energiehilfe und einem therapeutischen Ansatz kann Ihnen den Schwung und die Kraft geben, sich alten Ängsten zu stellen und diese aufzulösen.

Als Lohn winkt Ihnen ein angstfreies Leben voller Stabilität und Ruhe. Das gefestigte Element Wasser versorgt Sie mit seiner Urenergie und gibt Ihnen Selbstvertrauen. Und wenn Sie – mit etwas Mut und vielleicht auch professioneller Hilfe – den Kontakt zu den Tiefen Ihrer Seele herstellen können, dann entwickeln Sie eine dauerhafte Beziehung zu Ihrem inneren Selbst und finden als größtes Geschenk vielleicht Ihre wahre Bestimmung im Leben.

Therapie
der Elemente

Willkommen im Therapie-Teil dieses Buches!

Hier erhalten Sie konkrete Empfehlungen,

wie Sie Ihr seelisches Gleichgewicht wiederbekommen

und stärken.

Der Gesundheitskompass

Nachdem Sie einiges über die Grundideen der Chinesischen Medizin erfahren haben, geht es nun darum, die Therapiemöglichkeiten der TCM für die einzelnen Elemente näher kennenzulernen.

In den vorangegangenen Kapiteln haben Sie gelernt, wie die westliche Medizin Stress, Angst und Depressionen einordnet. Sie haben erfahren, in welchen Kontext die östliche Medizin seelische Beeinträchtigungen setzt. Sie wissen nun, dass die fünf Elemente – gleichbedeutend mit den fünf Funktionskreisen, den fünf Wandlungsphasen – in der Medizin des Ostens eine ganz entscheidende Rolle bei der Gesunderhaltung und der Gesundwerdung spielen. Und wenn Sie den Test gemacht haben, wissen Sie schließlich auch, was Ihr Grundelement ist und von welchen Energien Sie zusätzlich beeinflusst werden.

Aus tiefster Seele

All diese Kenntnisse sind von grundlegender Bedeutung für Ihre individuelle Therapie. Ihr seelisches Gleichgewicht können Sie nur dann (wieder) erlangen, wenn Sie sich aus tiefster Seele heraus darüber im Klaren sind, was in Ihnen vorgeht. Dies ist keine Diagnose, so wie sie ein Arzt stellt. Es heißt vielmehr, einen Schritt zurück zu machen und zu versuchen, die Dinge einmal aus einer neuen Sicht zu betrachten.
Wenn Sie den Test ehrlich beantwortet haben, dann vermittelt er Ihnen ein wichtiges Bild Ihrer selbst. Vielleicht haben Sie sich für einen brennenden Feuer-Typ gehalten und stellen nun fest, dass es vielmehr das Holz-Element ist, das Sie beeinflusst. Vielleicht dachten Sie immer, Sie seien ein klassisch geerdeter Typus und merken durch das Test-Ergebnis nun, dass Sie als Metall-Typ zwar eine sehr weise Attitüde haben, dass Ihnen aber die Bodenständigkeit eher abgeht. Beides wird nur allzu leicht verwechselt.
Wenn Sie also nun wissen, wie Sie aus chinesischer Sicht ticken, dann sind Sie auf einem guten Weg, auch den entscheidenden Schritt zur Gesunderhaltung und Gesundwerdung zu gehen: geeignete therapeutische Schritte einzuleiten.
In den folgenden Kapiteln lernen Sie die wichtigsten therapeutischen Maßnahmen für die jeweiligen Elemente kennen. Bei den meisten Menschen sind zwei Elemente besonders ausgeprägt, ein Haupt-Element und ein weiteres, das sie ebenfalls stark beeinflusst. Sie sollten in jedem Fall die Empfehlungen für das Haupt-Element befolgen. Mit dem zweiten Element sollten Sie sich ebenfalls befassen: Spüren Sie dieser zweiten Seite nach, und unterstützen Sie sie mit unseren Empfehlungen. Einige wenige Menschen sind in den Elementen sehr ausgeglichen. Auch für sie gilt, ihren Tendenzen nachzuspüren und ein Gefühl dafür zu bekommen, wie sie ihre vielen Seiten je nach Gemütszustand fördern können.
Das Element Erde als Zentrum der Energie in der Chinesischen Medizin sollten übrigens alle Element-Typen im Blickfeld behalten. Selbst wenn diese Wandlungsphase nicht einer Ihrer Haupttypen ist,

können Sie von grundlegenden Tipps und Anregungen für diese Wandlungsphase profitieren. Sprich: Jeder sollte seine Mitte stützen!

Halten Sie inne!

Bevor Sie sich nun auf die Empfehlungen stürzen, bitten wir Sie, noch einmal kurz innezuhalten. Nehmen Sie sich einen Augenblick Zeit, und betrachten Sie Ihre momentane Lebenssituation: wie Sie jetzt sind, wie Sie denken, wie Sie fühlen und wie Ihr Lebensumfeld ist. All dies ist das Ergebnis Ihres Lebens von der Geburt bis heute. Alles, was Sie jetzt sind, ist das Ergebnis Ihres Denkens, Fühlens, der Nahrung, die Sie zu sich genommen haben, Ihrer Erlebnisse und Erkrankungen, Ihrer beruflichen Tätigkeiten, Ihrer Familie, Ihrer Beziehungen, der Orte, an denen Sie gelebt haben.

Das Resultat Ihrer Lebensweise können Sie heute an sich beobachten. Sind Sie im Großen und Ganzen zufrieden? Was möchten Sie ändern? Sind es Details? Gibt es da ein paar große Brocken, die Sie gerne beiseiteschaffen würden? Fragen Sie sich, wo Sie stehen!

Wenn Sie etwas an Ihrer gesundheitlichen und/oder seelischen Verfassung ändern und verbessern wollen, dann gilt es in jedem Falle, die Lebensausrichtung zu ändern. Stellen Sie sich einen Kompass vor. Bisher hat die Nadel irgendwohin gezeigt und hat sich vermutlich oft orientierungslos hin und her gedreht. Nun ist es an der Zeit, die Kompassnadel konsequent auf ein Ziel einzustellen: Gesunderhaltung! Gesundwerdung! Richten Sie von jetzt an Ihr Leben danach aus: gesunde Nahrung, frisches Wasser, Bewegung, ein harmonischer Wechsel zwischen Arbeit und Ruhe etc. In ein paar Monaten, vielleicht auch erst in ein paar Jahren werden Sie die positiven Wirkungen klar und deutlich erleben können – an sich selbst! Denken Sie dabei daran: Sie haben vielleicht 20, 30, 40 oder gar 50 Jahre ein Leben gegen Ihre (aus chinesischer Sicht) wahren Grundbedürfnisse gelebt. Erwarten Sie nicht, dass Ihr Köper und Ihre Seele das mit einer neuen ausgeglichenen Lebensweise nun in wenigen Tagen wettmachen können.

Die Einstellung der Kompassnadel hin zur Gesundheit bezeichnet die Chinesische Medizin mit dem wunderbaren Begriff der »Lebenspflege«. Einmal Qigong am Morgen oder einen Tag lang gesund zu essen, sind wunderbare Dinge. Sie schenken Ihnen das gute Gefühl, etwas für sich getan zuhaben. Und dann bleiben Sie dran! Wenn Sie konsequent Ihrer neu justierten Kompassnadel folgen, werden Sie schnell eine neue Leichtigkeit bei und in sich kennenlernen, und Schritt für Schritt wird es Ihnen bessergehen. Erwarten Sie aber nicht sofort zu viel. Das blockiert Sie nur.

Machen Sie die Lebenspflege zu Ihrer guten Angewohnheit, entdecken Sie ein neues Ich. Sie werden erstaunt sein, welche Kräfte in Ihnen schlummern. Und schon bald werden Sie den Wunsch verspüren, noch weitere unbekannte Seiten in sich zu entdecken.Unsere Anregungen und Tipps werden Sie bei dieser spannenden und aufregenden Entdeckungsreise begleiten. Willkommen in Ihrem neuen Leben!

Hinweise zur Verwendung der Chinesischen Medizin

Für die Therapie jedes der fünf Typen gibt es Ratschläge in den Bereichen Akupressur, Ernährung, Heilkräuter, Bewegung und Psyche. Bevor wir zu den konkreten Empfehlungen kommen, geben wir Ihnen zu diesen Bereichen noch ein paar grundlegende Informationen.

Das Wichtigste über Akupressur

Der Akupressur liegen die Lehren über die Lebensenergie (Qi), die in den Meridianen zirkuliert, Yin und Yang sowie die fünf Wandlungsphasen zugrunde. Die Meridiane durchziehen den ganzen Körper und haben verschiedene Funktionen. Je nach ihrer spezifischen Energie sind sie bestimmten Organen beziehungsweise Elementen zugeordnet. Sie reflektieren auch Anzeichen von Krankheiten des Körpers und der Seele. Für uns besonders nützlich ist, dass die Meridiane durch Akupressur angeregt werden können. In der TCM besteht ein Wechselspiel zwischen inneren Organen und den Leitbahnen an der Körperoberfläche. So können Sie mit Hilfe der Akupressur das Qi tiefgreifend bis in die inneren Organe und in die Seele hinein beeinflussen.

Bei starken Emotionen, wie Wut, Ärger, Sorgen, Trauer, Angst oder exzessiver Lust, oder wenn der Körper schädigenden klimatischen Einflüssen von außen ausgesetzt ist, wie extremer Kälte oder Hitze, Nässe oder Trockenheit, kann die Zirkulation der Energie und des Blutes behindert sein, Körper und Seele erkranken. Daher betrachtet man die Symptome einer Krankheit von einem ganzheitlichen Gesichtspunkt aus und wendet je nach Ursache der Erkrankung eine entsprechende Akupressur an, damit das Qi wieder reguliert wird und frei zirkulieren kann.

Leichter Schmerz zeigt den richtigen Punkt

Die Akupressur kann nicht nur gegen verschiedene Erkrankungen eingesetzt werden, sondern sie beugt gleichzeitig Krankheiten vor und fördert die Gesundheit insgesamt. Sie ist ungefährlich und leicht anzuwenden. Wenn Sie einen Akupressurpunkt massieren und es treten dabei leichte Schmerzen auf, dann ist das ein gutes Zeichen. Es bedeutet, Sie haben den richtigen Punkt getroffen. Der Punkt »meldet« gewissermaßen durch den Schmerz, dass hier etwas nicht in Ordnung ist und das Qi wieder in Fluss gebracht werden soll. Fahren Sie mit der Akupressur fort. Meist wird sich der Schmerz, der anfangs einen unangenehm scharfen Charakter hat, zu einem dumpfen Gefühl verändern. Dann können Sie zu der nächsten Stelle wechseln. Normalerweise dauert eine Akupressur 10 bis 20 Minuten, je nach Anzahl der Punkte, die Sie bearbeiten. Sie können die Punkte täglich massieren, sollten es aber mindestens jeden zweiten Tag tun, um eine gute Wirkung zu gewährleisten. Bei empfindlicher Haut, die zu Reizung neigt, können Sie ein wenig Massageöl oder Creme auftragen.

Akupressur ist aber nicht angezeigt bei Hauterkrankungen, Blutungen, offenen Wunden, schweren Herzkrankheiten und Neigung zu Kreislaufkollaps. Wenn Sie sich nicht ganz sicher sind, ob bei Ihnen die Anwendung von Akupressur günstig ist, dann fragen Sie einen erfahren TCM-Arzt. Er kann Ihnen auch bei der Lokalisierung der entsprechenden Punkte helfen.

Tipps zur Chinesischen Ernährungslehre

- **Bevorzugen Sie warme Speisen.** Unser »Verdauungsfeuer« kommt mit gekochten, gebratenen Speisen viel besser zurecht, weil die Nahrung durch die Hitze leichter aufgeschlossen und verdaut werden kann. Rohkost ist also aus Sicht der TCM nicht günstig. Wenn Sie gerne Salat essen, achten Sie darauf, dass Sie ihn nicht als alleinige Mahlzeit zu sich nehmen, sondern als Beilage zu einem warmen Gericht. Sollten Sie Blähungen bekommen, essen Sie den Salat am Ende der warmen Mahlzeit. Probieren Sie auch Neues aus, wie salzige oder süße Getreidegerichte, Gemüsesuppen oder gekochte Hirse mit Spiegelei und Kräutern. Ein warmes Frühstück mit Porridge gibt Ihnen besonders viel Qi für Ihren Tag!
- **Lassen Sie sich Zeit.** Nehmen Sie sich für Ihre Mahlzeiten ausreichend Zeit, und essen Sie in aller Ruhe. Kauen Sie gründlich, und genießen Sie ganz bewusst die verschiedenen Geschmacksrichtungen. Sie unterstützen somit bestens Ihr Verdauungssystem.

- **Verwenden Sie frische und hochwertige Zutaten.** Achten Sie auf qualitativ hochwertige Nahrungsmittel und Zutaten. Bio ist gut, muss aber nicht sein. Regionale Produkte oder Fleisch vom Bauern sind ebenfalls wunderbar. Verzichten Sie nach Möglichkeit auf stark veränderte Erzeugnisse wie Weißmehl, Weißzucker und Ähnliches. Auch Fertiggerichte und Gerichte aus der Mikrowelle sind energetisch ungünstig. Frische Gewürze und Kräuter haben eine anregende Wirkung auf unsere Verdauung und machen unser Essen bekömmlicher. Sie unterstützen das Verdauungsfeuer.
- **Trinken Sie ausreichend Wasser.** Trinken Sie mindestens einen Liter stilles Mineralwasser am Tag, optimal sind zwei Liter. Diese Mengen dürfen Sie natürlich anpassen, wenn Sie viel Tee trinken. Wenn Sie zu Wärme neigen, sollte das Wasser Zimmertemperatur haben. Falls Sie ein Erde-Typ sind und/oder zu energetischer Erschöpfung neigen, trinken Sie öfter eine Tasse heißes Wasser. Regelmäßig getrunken, gibt es eine angenehme Wärme, und die Erschöpfung ist besser in den Griff zu bekommen. Trinken Sie während der Mahlzeiten allerdings eher wenig, denn zu viel Flüssigkeit verdünnt die Verdauungssäfte und erschwert somit den Verdauungsvorgang.

Das Temperaturverhalten der Nahrung

Jedes Nahrungsmittel besitzt seine spezifische Energie und Temperaturwirkung, die unabhängig von Ihrer »realen« Temperatur ist. Beißen Sie einmal an einem

heißen Sommertag in eine Melone, und genießen Sie die angenehm kühlende Wirkung (Yin). Oder probieren Sie eine Chilischote: Sie wird Ihnen vor Hitze den Schweiß ins Gesicht treiben.
Die TCM teilt die Nahrungsmittel in folgende Temperaturwirkungen ein:

- **Kalte Nahrungsmittel – viel Yin:** Dazu zählen beispielsweise Tomaten, Gurken, Bananen, Südfrüchte und Joghurt. Sie entfalten im Körper eine kühlende Wirkung und bieten beispielsweise zur Hitze im Sommer den nötigen Ausgleich. Bei Schwäche und Qi-Mangel sind sie ungeeignet.

- **Kühle Nahrungsmittel – Yin:** Dazu gehören die meisten Salate, Weizen, Buchweizen, heimisches Obst, Sauerkraut, Champignons, Broccoli, Zucchini, Quark, Sauerrahm und Pfefferminztee. Im Sommer bieten sie die ideale Basis für die Ernährung, verhindern die Austrocknung und beugen somit einem Yin-Mangel vor.

- **Neutrale Nahrungsmittel:** Zu diesen gehören Möhren, Kartoffeln, Reis, Hülsenfrüchte, alle Kohlsorten, Erbsen, Nüsse, Rindfleisch, Polenta, Dinkel, Roggen und Amaranth. Sie haben oft eine stützende Wirkung auf die Mitte und bauen Qi (Lebensenergie) auf.

- **Warme Nahrungsmittel – Yang:** »Warm« sind die meisten Kräuter, wie zum Beispiel Lorbeer, Thymian, Rosmarin, Oregano. Aber auch Fleisch allgemein und besonders Wild sowie Garnelen und Krebse haben einen warmen Charakter. Kaffee, Kakao, Geröstetes und Gegrilltes wärmen ebenfalls und sollten in Maßen genossen werden.

- **Heiße Nahrungsmittel – viel Yang:** »Heiße Nahrungsmittel« wie Lammfleisch, scharfe Gewürze, hochprozentiger Alkohol und Zimt schützen den Körper im Winter vor Kälte und erwärmen. Bei Kälteempfinden ist die regelmäßige Verwendung von kleinen Mengen heißer Nahrungsmittel wirksam, um innere Kälte zu vertreiben. In großen Mengen und im Hochsommer gegessen, erzeugen sie sehr schnell innere Hitze und sollten daher nur äußerst sparsam eingesetzt werden.

Grundrezept Porridge

Das »Grundrezept Porridge« ergibt einen festen Brei, den Sie nach Lust und Geschmack mit Reis- oder Sojamilch aufgießen können. In der Regel wird Getreide mit Wasser im Verhältnis eins zu zwei (bis eins zu drei) gekocht.
Geben Sie 50 Gramm Haferflocken mit 100 Millilitern Wasser in einen kleinen Topf. Bringen Sie das Ganze zum Kochen und lassen Sie dann den Porridge 3 bis 5 Minuten auf kleiner Flamme köcheln – so lange, bis die Flüssigkeit ganz aufgesogen ist. Bei Bedarf gießen Sie während des Kochvorgangs Wasser nach, um ein Anbrennen zu vermeiden. Wenn Sie Ihren Porridge salzig mögen, geben Sie eine Prise Ursalz dazu. Wer Süßes bevorzugt, schmeckt mit etwas Rohrzucker oder Honig ab.
Schneller geht es, wenn Sie Schmelzflocken verwenden: Einmal kurz aufkochen, und schon ist das Frühstück fertig! Außerdem lässt sich ein Porridge sehr bequem über Nacht in einem handelsüblichen Reiskocher zubereiten.

Bei ganzen Körnern wie Reis, Weizen oder Hirse sollten Sie die Mischung möglichst über Nacht ziehen lassen. Am nächsten Morgen kochen Sie die eingeweichten Körner dann für 10 bis 15 Minuten auf kleiner Flamme gar, und Ihr Porridge ist fertig.

Welches Getreide eignet sich für welches Element?

Mit der Wahl des richtigen Getreides können Sie die Wirkung des Porridges auf das Element, das Sie zu behandeln wünschen, noch verbessern. Alle Getreide haben einen Bezug zur Wandlungsphase Erde, aber einige haben noch besondere Eigenschaften. So wirkt der Weizen besonders auf das Herz (Feuer). Reis und Hiobstränensamen sind hilfreich für das Metall, Letztere vor allem für Haut und Darm. Buchweizen ist entgiftend und kann Feuchtigkeitsbelastungen reduzieren helfen.

- Buchweizen: Erde
- Gerste: Erde
- Hafer: Erde und etwas Feuer
- Hiobstränensamen (Semen Coicis): Metall
- Hirse: Wasser
- Reis: Metall
- Weizen: Feuer

Das Wichtigste über Heilkräuter und Tees

- Chinesische und westliche Heilkräuter sind in der Regel sicher und gut verträglich. Am besten ist es, sie über Apotheken zu beziehen. Inzwischen finden Sie in allen größeren Städten Apotheken, die sich auf TCM-Medizin spezialisiert haben. Hier ist die Beratung sicherlich besonders kompetent.
- Wenn Sie Kräuter als Arzneimittel einsetzen, dann informieren Sie sich bitte über mögliche Nebenwirkungen und Wechselwirkungen mit anderen Medikamenten. Falls Sie zum Beispiel Johanniskraut über eine längere Zeit in größerer Menge einnehmen, kann die empfängnisverhütende Wirkung der Pille abgeschwächt werden. Fragen Sie im Zweifel Ihren Arzt oder Apotheker.
- Fast alle im Buch verwendeten Kräuter können Sie in gut sortierten Asia-Supermärkten kaufen. Hier können Sie auch nach der Herkunft der Ware fragen. Die Kräuter sind auch im Internet erhältlich, doch hier lässt sich die Herkunft meist schlecht nachvollziehen.
- Leichte und zarte Kräuter wie Blüten werden in der Regel wie ein Tee mit heißem Wasser aufgegossen. Den Aufguss lassen Sie 10 Minuten ziehen und trinken – nach Geschmack mit Honig gesüßt – zweimal täglich eine Tasse. Feste Heilkräuter wie die Wurzel des Ginsengs sollen auf kleiner Flamme ausgekocht werden. Die genauen Angaben zur Dosierung und Kochzeit finden Sie bei den Rezepten.
- Die Chinesische Medizin bereitet die Heilkräuter als Dekokt (Abkochung). Die Heilkräuter werden dabei zunächst in Wasser eingeweicht und dann ca. 20 Minuten ausgekocht. So entsteht ein haltbares Konzentrat, von dem jeweils eine Portion mit heißem Wasser verdünnt als Tee über den Tag verteilt getrunken wird.

- Sollten Sie unerwünschte Wirkungen beobachten – was jedoch sehr unwahrscheinlich ist –, beenden Sie die Einnahme der Kräuter und halten Rücksprache mit Ihrem Arzt. Zu Ihrer Sicherheit sollten Sie in der Schwangerschaft auf die Einnahme von TCM-Medikamenten verzichten. Auch bei schweren Erkrankungen ist besondere Vorsicht geboten, ebenso wenn Sie unter erhöhtem Blutdruck leiden – dann dürfen Sie beispielsweise keinen Ginseng oder Tragant verwenden. Fragen Sie in diesen Fällen einen TCM-Arzt um Rat.

Anregungen für die Bewegungstherapie

Bewegung ist nach Auffassung der Chinesischen Medizin ein entscheidender Faktor bei der Gesunderhaltung und Gesundwerdung. Übertreiben Sie es aber nicht. Moderates Training ist sehr viel günstiger, als wenn Sie versuchen, Ihren Körper zu Spitzenleistungen zu zwingen. Wenn Sie Qigong-Übungen machen, dann nehmen Sie zunächst die Grundstellung ein, die auf Seite 96 beschrieben wird. Atmen Sie ruhig und gleichmäßig, und achten Sie darauf, dass Sie nicht angespannt und auch in der Hüfte nicht verkrampft sind. Beim Qigong ist die Weichheit der Bewegung entscheidend, sie sollte aus völliger Entspannung heraus entstehen. Zur Verstärkung der Effekte könnten Sie sich bei den Übungen vorstellen, wie lebenswichtige, frische Energie in Ihren Körper gelangt und verbrauchte Energie abfließt. Bei Ermüdungserscheinungen oder gar Schmerzen sollten Sie die Übungen abbrechen. Sollten dauerhaft Schmerzen auftreten, ist es ratsam, Rücksprache mit einem Arzt zu halten.

Die klassischen TCM-Rezepte

Bei jedem Typ finden Sie auch sehr wirkungsvolle klassische Rezepte der TCM. Die Rezepturen können Sie sich von einer TCM-Apotheke mischen lassen und ein paar Wochen testen. Achten Sie aber auf mögliche unerwünschte Wirkungen, wie Übelkeit, Bauchschmerzen, Durchfall, Kopfschmerzen oder Schlafstörungen. Falls Sie solche Symptome bemerken, beenden Sie die Einnahme sofort. Verspüren Sie die in der Rezeptur genannten günstigen Wirkungen, machen Sie weiter – doch in jedem Fall sollten Sie die klassischen Rezepte nicht länger als zwei Monate ohne Absprache mit einem Arzt einnehmen.
Zudem erzielen klassische Rezepte natürlich die beste Wirkung, wenn ein TCM-Arzt aufgrund Ihrer individuellen Energiediagnose ein genau auf Ihre Situation passendes Rezept ausstellt.

Therapie des Holz-Typs

Das Element Holz steht für ungestümes Temperament. Menschen mit großer Energie im Holz-Element sind häufig erfrischend unkompliziert, doch im nächsten Moment überraschend kompliziert. In schwierigen Situationen sind sie manchmal unerwartet locker oder aber erschreckend aufbrausend. Die nachfolgenden Rezepte und Gesundheitsempfehlungen sollen das Holz-Element harmonisieren.

Akupressur

Zwei wichtige Akupressurpunkte für das Holz-Element liegen auf dem Leber- und Gallenblasenmeridian. Darüber hinaus empfehlen wir Punkte, die grundsätzlich ausgleichend und beruhigend wirken.

Leber 3 (LE 3)
Leber 3 ist der Hauptpunkt für das Element Holz. Wenn Sie Ihren großen Zeh und die zweite Zehe zum Fuß hin verfolgen, können Sie auf dem Fußrücken eine Vertiefung zwischen den dort liegenden Knochen spüren. Hier liegt der Punkt Leber 3. Er ist oft sehr druckempfindlich, was das Auffinden erleichtert. Der Meridian verläuft zwischen den Vorfußknochen über das »Schwimmhäutchen« zwischen der Großzehe und dem zweiten Zeh und an der Innenseite des großen Zehs weiter. Dieser gesamte Bereich ist für Massage sehr geeignet und wirkungsvoll. Leber 3 ist ein großartiger Punkt, um den Energiefluss in der Wandlungsphase Holz zu harmonisieren. Stockendes

und blockiertes Qi wird gelöst, zu stark hochschlagende und hitzige Energie beruhigt.

Massieren sie diesen Punkt 2-mal täglich für mindestens 10 bis 15 Minuten. Am besten so lange, bis der unangenehme Druck nachlässt. Manchmal kann sich an dieser Stelle auch ein leichtes Schwellungsgefühl einstellen.

Wenn Sie unter Ärger und Kopfschmerz leiden, sollten Sie diesen Punkt eher langsam, aber durchaus kräftig massieren. Bestehen mehr seelische Verstimmungen und eine Neigung zu Depression, ist eine stärker stimulierende Behandlung sinnvoll. Dann beklopfen Sie diesen Punkt mit Zeige- und Mittelfinger, bis er zu kribbeln anfängt. Oder Sie massieren ihn mit kräftigem, rhythmischen Druck.

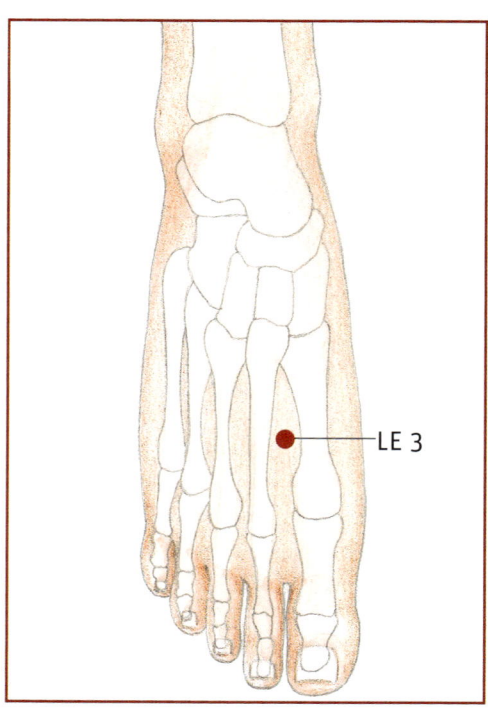

LE 3

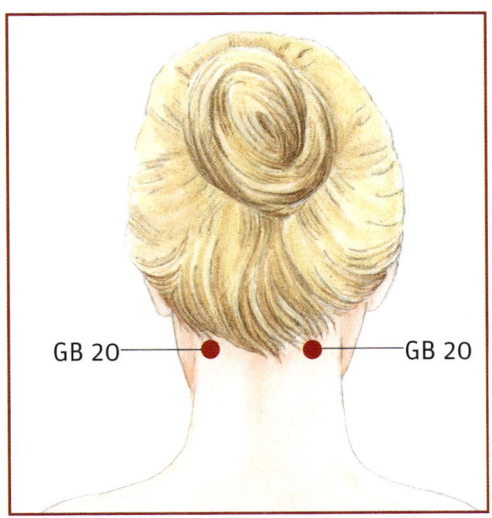

GB 20 —————————•   •————————— GB 20

Gallenblase 20 (GB 20)

Dies ist der Hauptpunkt für spannungs-
bedingte Kopfschmerzen und Migräne.
Er ist sehr wirksam, um gestaute und hei-
ße Holz-Energie zu beruhigen und um
Blockaden und Spannungen zu lösen.
Der Punkt liegt im Nacken auf beiden
Seiten der Wirbelsäule jeweils in einer
Vertiefung. Wenn Sie von der Mitte Ihres
Nackens im Haaransatz waagrecht nach
außen tasten, geraten Sie in eine leichte
Kuhle.
Die Chinesen nennen den Punkt auch
»den Teich des Windes«. Wie im Holz-
Kapitel beschrieben, ist Wind der große
Störenfried und Unruhestifter für das
Holz-Element. Hier in dieser Kuhle
»sammelt« sich der belastende und blo-
ckierende Wind, und hier kann er aber
auch ausgeleitet und neutralisiert werden.
Zur Selbstmassage verwenden Sie beide
Daumen, einen rechts und einen links.
Mit den übrigen Fingern können Sie sich
an Ihrem Hinterkopf abstützen. Nun

beginnen Sie langsam zu massieren und
drücken immer kräftiger, bis Sie in der
Tiefe ein dumpfes Gefühl verspüren.
Sehr gut! Nun massieren Sie mit kreisen-
den Bewegungen und variieren den
Druck, wie es Ihnen angenehm ist. Achten Sie darauf, Schulter- und Nacken-
muskulatur nicht anzuspannen, sonst ver-
krampfen Sie.

Dickdarm 4 (DI 4)

Der Punkt Dickdarm 4 befindet sich auf
dem Handrücken zwischen Daumen und
Zeigefinger. Am einfachsten finden Sie
ihn, wenn Sie den Daumen abspreizen
und den Daumen der anderen Hand im
Endglied abwinkeln, er bildet dann einen
»Haken«. Legen Sie diesen Haken an die
Hautfalte zwischen Daumen und Zeigefinger, die Spitze weist dann genau auf
Dickdarm 4.
Hier dürfen Sie etwas fester massieren,
gehen Sie dabei auch kräftig in Richtung
Mittelhandknochen des Zeigefingers.
Wenn sich ein dumpfes Gefühl einstellt,
haben Sie die Stelle getroffen. Auch hier
ist der gesamte Bereich eine sehr wirksame Zone.

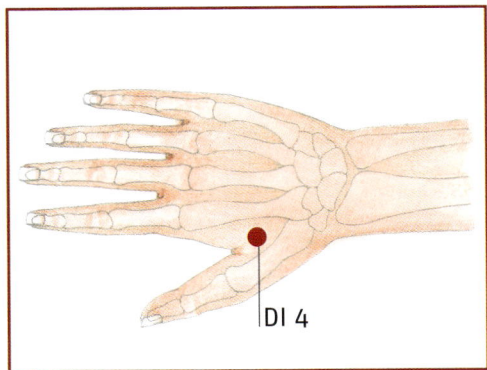

DI 4

Dickdarm 4 ist vor allem bei Kopfschmerzen von großer Bedeutung, außerdem bei Unruhe und bei Spannungszuständen.

Perikard 6 (PE 6)

Der Punkt befindet sich in der Mitte auf der Innenseite des Unterarms drei Fingerbreit über der Handgelenksfalte. Legen Sie die drei mittleren Finger der anderen Hand an die Handgelenksfalte, und beugen Sie Ihr Handgelenk leicht. Sie können nun zwei Sehnen ertasten, in deren Mitte Perikard 6 liegt. Wenn Sie den Punkt kräftig drücken und ein dumpfes oder leicht pelziges Gefühl spüren, liegen Sie richtig.

Perikard 6 ist ein großer Ausgleichspunkt. Er beruhigt, reguliert die Energie des Holz-Elements und stabilisiert gleichzeitig die Mitte. So ist Perikard 6 bewährt bei Anspannung, Angst und Schlaflosigkeit wie auch bei Übelkeit. Er ist zudem sehr gut geeignet, um die Stimmung auszubalancieren, sei es bei Unruhe oder bei Depressionen.

Drei Erwärmer 6 (3E 6)

Dieser Punkt wird manchmal auch »Der fliegende Tiger« genannt, was veranschaulicht, wie viel Qi-Kraft und vor allem welche Dynamik durch seine Stimulation entfacht werden kann. Er ist bei depressiven Verstimmungen, die mit einem blockierten Energiefluss einhergehen, der Akupressurpunkt der ersten Wahl!

Drei Erwärmer 6 befindet sich auf der Außenseite des Unterarms, eine Handbreit über der Handgelenkfalte zwischen den beiden Unterarmknochen. Pressen Sie den Punkt mit den Daumenkuppen, am besten geht das im Sitzen.

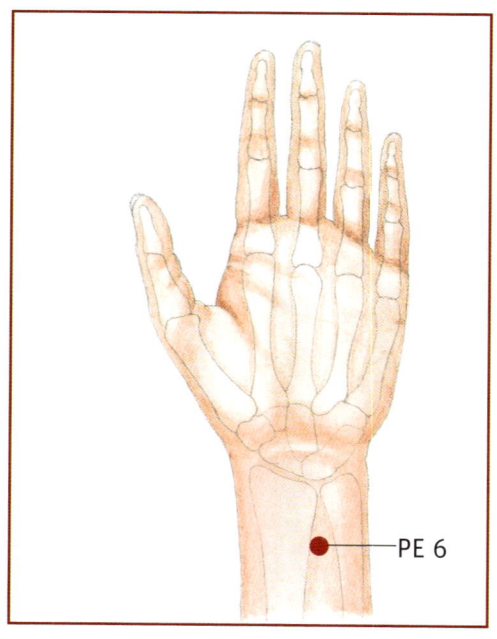

PE 6

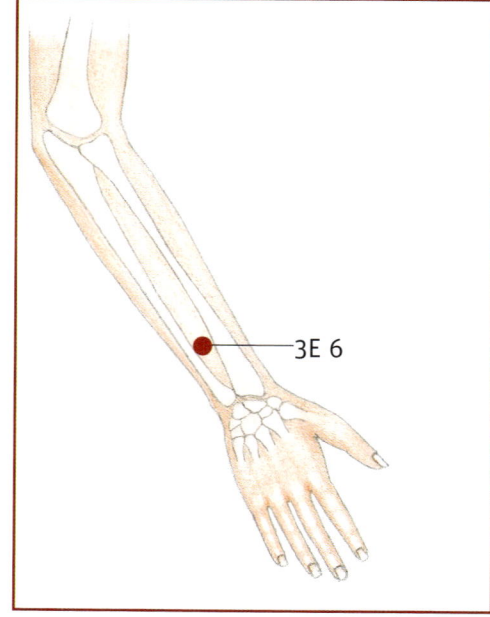

3E 6

Ernährung

Die besten Gemüse für den Holz-Typ sind Stangensellerie, Sprossen und Keimlinge. Grün und hoch aufgeschossen sind sie ein Symbol für die Wachstumskraft des Holzes. Stangensellerie können Sie pur essen oder mit anderem Gemüse mischen – verwenden Sie ihn, sooft Sie können und mögen. Ideal ist ein Entsafter, um Stangensellerie frisch als Saft genießen zu können. Zur geschmacklichen Abrundung können Sie etwas frische Tomate hinzufügen. Der Selleriesaft beruhigt und harmonisiert das Holz-Element und kann bei regelmäßiger Einnahme sogar hohen Blutdruck normalisieren helfen. Sprossen und Keimlinge eignen sich hervorragend zur Verfeinerung von Salaten oder gekochten Gerichten. Würzige Sorten wie Rettichsamen sind anregend und aktivieren den Qi-Fluss, Sorten wie Mungbohnenkeimlinge sind milde kühlend und entgiftend und daher zum Beispiel nach zu reichlichem Alkoholgenuss zu empfehlen.

Die Holz-Energie besänftigen

Die Geschmacksrichtung des Elementes Holz ist sauer. Hier sind Zitronen und Grapefruit typische Vertreter. Denken Sie an eine Zitrone – sofort zieht sich Ihr Mund zusammen, und es bildet sich Speichel. So ist sauer zusammenziehend und besänftigt auf diese Weise die expansive yang-artige Energie des Holzes. Wenn Sie also aufgeregt und nervös sind und vor Ärger zu platzen drohen, trinken Sie ein Glas Wasser mit einer ausgepressten Zitrone. Zur Not tut es auch ein Glas Bitter Lemon, und auch Essig hat eine ähnliche Wirkung.

Das Holz mag geklärte Nahrung. Darunter sind möglichst naturbelassene und wenig veränderte, nicht raffinierte Lebensmittel zu verstehen. Aus westlicher Sicht ist die Leber die Stoffwechselzentrale des Körpers. Alles, was Sie zu sich nehmen, muss von Ihrer Leber be- und verarbeitet werden. Entlasten Sie daher Ihre Leber! Reduzieren Sie den Konsum aller verarbeiteten und raffinierten Produkte wie Weißzucker, Weißmehl, und nehmen Sie außerdem möglichst wenig Zusatzstoffe wie Konservierungs-, Geschmacks- und Farbstoffe zu sich. Wenn Sie beispielsweise so weit als möglich Fertigprodukte vermeiden, haben Sie schon einen wichtigen Schritt getan.

Besondere Vorsicht empfiehlt sich im Umgang mit Alkohol, der aus chinesischer Sicht sehr heiß ist. Im Übermaß und zu häufig genossen, wird er den Expansionsdrang und die unkontrollierte Energieentfaltung im Funktionskreis Leber zu sehr anregen. Ein Glas Wein zur Entspannung ist aber völlig in Ordnung. Bittere und grüne Lebensmittel helfen, eine energetische Überaktivität in der Wandlungsphase Holz zu senken und zu bereinigen. Besonders wertvoll sind hierfür Löwenzahn, Rauke, Brennnessel und Artischocke. Alle können Sie getrocknet für Teeaufgüsse verwenden oder frisch als Salat bzw. Gemüse. Die Bitterstoffe klären und »schlagen die hochschießende Energie nieder«. Diesen Effekt kennen wir auch in der heimischen Naturheilkunde, in der Bitteres die Gallenwege klären hilft.

Bei Mangel im Holz-Element

Da das Holz-Element zur Fülle neigt, sind die meisten Tipps zur Harmonisierung und Beruhigung der Holz-Energie geeignet. Eine Leere in diesem Element ist eher selten und bezieht sich auf einen spezifischen Energieanteil des Funktionskreises Leber, nämlich das Yin und die Säfte. Dieser Mangel kann aber die Füllebilder verkomplizieren. Er tritt häufiger bei menstruierenden Frauen auf, da der Blutverlust durch die Regel den Säftemangel begünstigt. Oft sind damit auch Sehstörungen und trockene Augen verbunden. In dieser Situation sind reichhaltige und befeuchtende Nahrungsmittel angezeigt, um das Leber-Yin und die Säfte zu stützen. Schwarzer Sesam ist besonders geeignet, sei es als Gewürz oder als Snack, wie er in Asialäden angeboten wird. Ferner sind Tintenfisch, Tierleber, Weintrauben und Maulbeeren sowie die auf Seite 136 beschriebenen Bocksdornfrüchte gut stützend. Wenn Sie weiße Pfingstrosenwurzel (Radix Paeoniae alba) bekommen können, ist diese sehr zu empfehlen und kann dann als Tee oder auch in Gerichten mitgekocht Verwendung finden.

Die Holz-Ernährungskur

Eine Ernährungs- und Reinigungskur für das Element Holz wird am besten in der Frühlingszeit durchgeführt. Sie sollte aus frischen, leichten Speisen mit wenigen Zutaten bestehen, die dann nur blanchiert oder gedünstet werden.

- Geeignet sind Gemüsesuppen, gekochtes Gemüse, Gemüsestrudel und leichte Reisgerichte.
- Bevorzugen Sie pflanzliches Eiweiß wie Tofu, Champignons, Austernpilze oder Shiitakepilze.
- In der Kur sind auch Milchprodukte in Maßen erlaubt, zum Beispiel Hüttenkäse und Frischkäse.
- Trinken Sie zweimal täglich ein Glas Grapefruitsaft, am besten eine halbe Stunde vor den Mahlzeiten.
- Verwenden Sie Bitterstoffe, zum Beispiel Löwenzahn und Rauke, und bittere Gewürze wie Salbei und eventuell Kurkuma (Gelbwurz) – das entgiftet das Holz-Element und den Leberfunktionskreis. Frisches grünes Gemüse und Kräuter sowie Sprossen (Rettich, Radieschen, Sojasprossen) enthalten besonders viele wertvolle Inhaltsstoffe. Frisch gesammelter Bärlauch, Brennnesseln und Löwenzahn sind nicht nur leckere Würzkräuter, sondern auch für Salate oder Gemüse geeignet.
- Seien Sie zurückhaltend bei Fleisch, fetten Nahrungsmitteln, Gebackenem und Frittiertem sowie bei Kaffee, Alkohol, Schwarztee und scharfen Gewürzen.

Porridge mit Mandarinenschalen

Zutaten

15 g Schalen der unreifen Mandarine (Pericarpium citri reticulatae viride)
100 g Reis

1. Die getrockneten Schalen in einen Topf geben und so viel Wasser dazugießen, dass die Schalen gerade bedeckt sind. 20 Minuten kochen, dann den Sud abseihen.

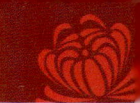

2. Den Porridge nach dem Grundrezept auf Seite 83 f. zubereiten und am Ende den Kräutersud hinzugeben. Gut vermischen, eventuell mit etwas Honig oder Rohrzucker süßen.

Info: Mandarinenschalen lösen eingestautes Leber-Qi und bringen es wieder in Bewegung. Daher ist dieser Porridge sehr hilfreich bei Depression aufgrund einer Qi-Stagnation. Ebenso hilft es bei Stimmungsschwankungen (PMS) und Schmerzen vor der Regel.

Tipp: Die Mandarinenschalen können Sie entweder in gut sortierten Asienläden (chinesischer Name: Qing Pi) oder in einer TCM-Apotheke kaufen.

Porridge mit Seidenakazienblüten

Zutaten
*10 g Seidenakazienblüten
(Flos Albizziae)
30 g Reis
Brauner Zucker*

1. Den Reis nach dem Grundrezept auf Seite 83 f. zubereiten.

2. Am Schluss die getrockneten Blüten unterrühren. Nach Belieben mit braunem Zucker süßen.

Info: Dieser Porridge hilft bei milder depressiver Verstimmung, Ärger, Unruhezuständen, schlechtem Gedächtnis und Schlaflosigkeit. Er ist harmonisie-

rend und ausgleichend und ist sowohl für den Holz- wie auch den Feuer-Typ geeignet.

Heilwein für depressive Verstimmung

Zutaten
*30 g Ganoderma (Ling Zhi Pilz, japanisch Reishi)
30 g Salbeiwurzel (Radix Salviae miltiorrhizae)
30 g Cyperngrasknolle (Rhizoma Cyperi)
1/2 l Alkohol (mind. 40 %, z. B. Wodka, Cognac oder Branntwein)*

1. Die Zutaten zerkleinern und in ein Gefäß geben. Alles mit dem Alkohol übergießen, fest verschließen und zwei Wochen an einem lichtgeschützten Ort stehen lassen. Die Flasche einmal täglich schütteln. Den Heilwein abseihen und in eine Flasche füllen.

2. Davon zweimal täglich 10 Milliliter einnehmen.

Info: Der Heilwein ist gut bei depressiven Verstimmungen und Schlafstörungen aufgrund von Qi-Stagnation in der Wandlungsphase Holz. Er wirkt stützend und ausgleichend auf das Qi und beruhigt wunderbar das Shen.

Heilkräuter und Tees

Heilkräuter und Tees haben in der Chinesische Medizin einen bedeutenden Stellenwert. Viele Einzelkräuter sind in der

Volksmedizin fest verwurzelt und werden bei zahlreichen Beschwerden des Alltags angewendet. Meist wird der Arzt konsultiert, wenn die selbst verordnete Mischung nicht den gewünschten Erfolg hatte.

Um deutlich zu machen, welches Heilmittel der Wandlungsphase Holz für Sie das Richtige ist, werden die Energiemuster im Element Holz unterschieden. Dabei geht es vom Einfachen zum Schwerwiegenderen, von der leichten, flüchtigen Störung des Wohlbefindens zu festen Blockaden im Energiefluss.

- Die erste Stufe ist eine vorübergehende Stagnation im Qi-Fluss des Holz-Elements. Wir alle haben Situationen erlebt, in denen wir kurzzeitig stark unter Druck standen, beispielsweise bei einer kurzen Präsentation. Wir hatten wahrscheinlich kalte Hände, der Mund war trocken und die Kehle wie zugeschnürt. Ist alles gut verlaufen und die Rede gelungen, waren die körperlichen Symptome wie weggeblasen, und wir haben uns hervorragend gefühlt. Der Qi-Fluss war nur kurz in Bedrängnis und konnte sich schnell wieder lösen.

- Handelt es sich aber um ein großes Projekt mit langer Vorbereitungszeit und besteht der Druck länger, bleibt auch die Qi-Stagnation bestehen. Dies hat zumeist zwei Folgen: Die erste sind Schmerzen, die zweite ist die Entstehung von »Hitze«. Das Qi der Leber ist eine aktive Yang-Kraft, die zur Entfaltung drängt. Wird diese Yang-Energie nun gebremst, geht Energie fast explosiv nach innen. Stellen Sie sich zur Verdeutlichung eine herkömmliche Fahrrad-Luftpumpe mit Kolben vor. Was

passiert, wenn Sie mit dem Daumen das Ventil fest zuhalten und mit der anderen Hand den Kolben kräftig drücken, als ob Sie pumpen würden? Das Ventil und der Kopf der Pumpe werden heiß! Genauso kann gestaute, unterdrückte Energie in unserem Köper zur Entwicklung von Hitze führen. Typischerweise würde diese Hitze zu »Unruhe« auf emotionaler Ebene führen mit Reizbarkeit bis hin zu Wutausbrüchen. Zusätzlich können körperliche Unruhe, schneller Puls, Herzklopfen, Kopfschmerzen, Migräne, gerötete Augen und Durst auftreten (siehe Tabelle rechts). Man spricht hier von Stauungshitze im Holz-Element bzw. Leber-Feuer.

- Ist der Fluss der flüchtigen Qi-Energie über einen längeren Zeitraum blockiert, gerät auch der Fluss der stofflicheren Energie und des Blutes ins Stocken. Die Chinesische Medizin spricht dann von »Stase des Blutes«, die gekennzeichnet ist durch starke, bohrende Schmerzen.

- Die letzte Variante ist die Entstehung von »Schleim«. Wenn der Fluss stagniert, setzt sich Ungeklärtes, Trübes ab, das in der Chinesischen Medizin als »Schleim« bezeichnet wird. Wie in einem Bachbett, das von einem fließenden zu einem stehenden Gewässer wird, bildet sich gewissermaßen Morast und Sumpf, der die Energiebahnen verstopft. Mögliche Symptome sind ein Engegefühl im Brustkorb, ein Kloßgefühl im Hals und Schluckbeschwerden. Der Kopf kann sich wie benebelt und der Körper bleiern schwer anfühlen, manchmal tritt auch Schwindel auf.

Störungen im Qi-Fluss des Holz-Elements

	Leber-Qi-Stagnation	Leber-Feuer	Stase von Qi und Blut	Blockade durch trüben Schleim
Symptome	Häufiges Seufzen Spannungsgefühl Viele muskuläre Verspannungen: ■ Blähungen, Bauch aufgetrieben ■ Regelschmerzen und PMS Müdigkeit, nicht in die Gänge kommen, besser nach Sport Wenig Ärger, eher blockiert, bei Entspannung und Sport wird alles besser Thema: im Fluss	Wie links, zusätzlich: ■ stärkerer Ärger ■ leicht reizbar, Wutausbrüche Alle Symptome heftiger: ■ heißer Kopf ■ Nackenschmerzen und oft Kopfschmerzen ■ Migräne ■ Tinnitus ■ Augen eher trocken und schnell gerötet, entzündet	Total blockiert: alles fällt unendlich schwer, man steht oft gar nicht aus dem Bett auf Schmerzen: ■ Heftige, bohrende Bauchschmerzen ■ Kopfschmerzen	Kloßgefühl im Hals Brustenge Schwindel Schweregefühl von Körper und Kopf Ausgeprägte Müdigkeit und Abgeschlagenheit
Hilfreiche Tees	Rosenblüten Minze Seidenakazienblüten	Chrysanthemen und Maulbeerblätter, evtl. mit Bocksdornfrüchten und Jujuben Minze Seidenakazienblüten (Enzianwurzel)	Individuelle Mischung, verordnet vom TCM-Arzt	Ingwer und Schwarznesselblätter im Wechsel mit Rosenblütentee Tipps des Erd-Elements mitbeachten! Individuelle Mischung, verordnet vom TCM- Arzt

Rosenblütentee

Diese wertvollen und wunderschönen Blüten werden in der Chinesischen Medizin als Regulierungsmittel für das Qi sehr hoch geschätzt und auch als Einzelmittel zur Behandlung von Depressionen eingesetzt. So, wie die duftende Blüte einer Rose uns bezaubert und buchstäblich das Herz aufgehen lässt, ist die Rosenblüte ein besonderes Heilmittel. Sie bekommen sie in gut sortierten Asialäden oder TCM-Apotheken, aber auch unsere heimischen Rosenblüten sind gut geeignet.
Gießen Sie 1 Teelöffel Rosenblüten (Flos Rosae) mit 1/4 Liter kochendem Wasser auf. 5 bis 10 Minuten ziehen lassen, abseihen. Den Tee nach Geschmack mit etwas Honig süßen.

Chrysanthementee

Ein schönes Mittel zur Harmonisierung und Beruhigung der Holz-Energie sind Chrysanthemenblüten (Flos Chrysanthemi). Trinken Sie täglich zwei Tassen Chrysanthementee, das bringt die Leberenergie auf milde und nachhaltige Weise ins Gleichgewicht und ist sehr hilfreich bei Augenproblemen sowie bei Kopfschmerzen.
Gießen Sie 1 Teelöffel Chrysanthemenblüten mit 1/4 Liter kochendem Wasser auf. 5 bis 10 Minuten ziehen lassen, abseihen. Wenn Sie unter sehr trockenen Augen und Bindehautentzündung leiden, können Sie die Blüten (handwarm!) auch direkt auf die Augen als Maske auflegen.

Chrysanthemen-Lycium-Tee

Die Kombination von Chrysanthemen und Lyciumfrüchten gilt in China bereits als pflanzliches Heilmittel. Die Lyciumfrüchte (Fructus Lycii, manchmal auch als Gouji-Beeren bezeichnet) sind wahre Gesundheitsexperten. Reich an Vitaminen und Mineralstoffen, harmonisieren und stützen sie die Energie der Leber, schärfen die Sicht, beruhigen, befeuchten die Augen und können obendrein den Alterungsprozess verlangsamen.
1 Teelöffel Chrysanthemenblüten und 1 Teelöffel Lyciumfrüchte mit 1/4 Liter kochendem Wasser übergießen. 10 Minuten ziehen lassen und abseihen. Die roten Lyciumbeeren schmecken erfrischend süßsauer und können am Schluss mitgegessen werden.

Pfefferminztee

Unsere heimische Minze ist in ihrer Wirkung der chinesischen sehr ähnlich, so dass Sie sie gut verwenden können. Ziehen Sie aber ganzblättrige und hochwertige Pflanzen den Beuteltees vor. Minze ist leicht scharf und kann dadurch das Leber-Qi gut bewegen, zusätzlich ist sie kühlend und mit ihren ätherischen Ölen öffnend. So kann Stauungshitze gekühlt werden und dann über die leicht geöffneten Poren entweichen. Der Tee ist für reizbare, zu Hitze neigende Holz-Typen als Tagesgetränk sehr empfehlenswert – heiß oder kalt.
1 Teelöffel Pfefferminzblätter mit 1/4 Liter heißem Wasser übergießen. 5 Minuten ziehen lassen und abseihen.

Seidenakazienblütentee

Vielleicht ist es Ihnen möglich, in Ihrer TCM-Apotheke die zarten, hübschen Blüten der Seidenakazie (Flos Albizziae)

zu bekommen. Sie eignen sich wunderbar zur Regulierung des Qi-Flusses. So beruhigen sie das Shen (den Geist), lindern Unruhe und Schlaflosigkeit und stabilisieren ganz allgemein das seelische Gleichgewicht.

2 Teelöffel Blüten mit 1/4 Liter heißem Wasser übergießen. 5 Minuten ziehen lassen und abseihen. Nach Belieben mit Honig süßen. Täglich zwei Tassen davon trinken.

Enzianwurzeltee

Diese Heilpflanze rundet die Behandlung des Holz-Elements ab. Die Enzianwurzel (Radix Gentianae) ist sehr bitter und damit in der Lage, starkes Leberfeuer zu bändigen. Sie steht hier für den Übergang zur Arzneimittelbehandlung, die ein geschulter Therapeut einsetzen würde. Unser heimischer Enzian ist in seiner Wirkung in etwa vergleichbar, so dass Sie ihn testweise verwenden können. Doch nehmen Sie Enzianwurzel nur kurzfristig und in niedriger Dosierung – der gallebittere Geschmack wird Sie aber wahrscheinlich ohnehin vor einem Zuviel bewahren.

1/4 Teelöffel Enzianwurzel mit 1/4 Liter kochendem Wasser übergießen und 5 Minuten ziehen lassen. Abgießen und schluckweise trinken.

Das »Pulver der heiteren Ungebundenheit«

9 g Hasenohrwurzel (Radix Bupleuri)
9 g Weiße Pfingstrosenwurzel (Radix Paeoniae lactiflora)
9 g Angelikawurzel (Radix Angelicae sinensis)
6 g Atractylodiswurzel (Radix Atractylodis macrocephalae)
6 g Poriapilz (Poria)
3 g Süßholzwurzel (Radix Glycyrrhizae)
3 g Getrocknete Ingwerwurzel (Rhizoma Zingiberis)
3 g Minze (Herba Menthae)

Lassen Sie sich den Tee in einer TCM-Apotheke mischen, und trinken Sie ihn testweise eine Woche lang. Sie werden überrascht sein!

Info: Die wichtigste Rezeptur für Stauungen und Disharmonie im Holz-Element ist das »Pulver der heiteren Ungebundenheit«. Der Name ist Programm: Anspannung, die im Funktionskreis Leber entstanden ist, soll gelöst und eine heiter-gelassene Stimmung erzielt werden.

Tipp: Falls zusätzlich zur Stagnation auch Zeichen von Hitze bestehen (siehe Tabelle auf Seite 93) wird diese Rezeptur durch zwei kühlende Heilkräuter, nämlich 6 Gramm Jasminglanzbeeren (Fructus Gardeniae) und 6 Gramm Strauchpaeonienwurzelrinde (Cortex Moutan) ergänzt.

Lebertee aus heimischen Kräutern

Zutaten

10 g Löwenzahnkraut
2 g Beifuß
5 g Fenchel
4 Scheiben frischer Ingwer
5 g Mariendistel

1. Die Zutaten mit 1 Liter Wasser in einen Topf geben und alles 15 Minuten einweichen lassen.

2. Dann erhitzen und 20 Minuten auf kleiner Flamme köcheln lassen. – Die Kräuter müssen stets mit Wasser bedeckt sein, gegebenenfalls heißes Wasser nachgießen.

3. Zum Schluss den Tee abseihen und in eine saubere Flasche füllen.

Info: 3-mal täglich 60 Milliliter trinken, dazu erwärmen. Bei Bedarf mit Honig süßen oder mit Wasser verdünnen. Maximal 14 Tage lang trinken.

Info: Der Lebertee enthält viele Bitterstoffe, die die Leber reinigen und entgiften. Die Holz-Energie wird so geklärt, Reizbarkeit und Unruhe lassen nach. Fenchel und Ingwer aktivieren den Qi-Fluss und stützen die Mitte, so dass Stimmungstiefs ausgeglichen werden.

Bewegung und Meditation

Bambus ist ein wunderbares Bild für das Element Holz. Die Blätter sind von leuchtendem Grün, das Holz ist von so hoher Festigkeit, dass in Asien sogar ganze Baugerüste daraus gebaut werden. Doch bei all seiner Festigkeit ist Bambus auch flexibel und biegsam. Vermeintlich kräftigere Bäume brechen bei einem Sturm. Bambus jedoch übersteht den Sturm unbeschadet, er biegt sich und gibt federnd nach. Lernen Sie vom Bambus, und tanken Sie mit Qigong seine Energie!

Qigong

Nehmen Sie zuerst die Grundstellung (Reiterstand) ein. Dazu stellen Sie sich bequem hin, die Füße schulterbreit auseinander, Knie und Hüften leicht gebeugt. Ziehen Sie Ihr Kinn ganz sanft zurück, so kann sich Ihre Halswirbelsäule aufrichten. Stellen Sie sich vor Ihrem geistigen Auge vor, an Ihrem Scheitel wäre ein Gummiband befestigt, das Sie sanft nach oben zieht. Am unteren Ende Ihrer Wirbelsäule ist ein Faden mit einem kleinen Gewicht befestigt und so haben Sie das Gefühl, als würden Sie sich jeden Moment hinsetzen. Die Arme hängen entspannt herunter. Atmen Sie ruhig und tief ein und aus.

Nun stellen Sie sich vor, Sie sind ein kraftvoller Bambus, der fest in der Erde wurzelt und seine zarten Blätter der Sonne entgegenstreckt. Spüren Sie, wie ein leichter Wind durch Ihre Blätter fährt, und beginnen Sie, sanft hin und her zu schwanken. Sie sind ein Bambus, der sich im Wind wiegt. Lassen Sie Ihr Schwingen zu und finden Sie Ihren Rhythmus. Genießen Sie die sanfte Bewegung und das Gefühl von Harmonie.

Machen Sie diese Übung mindestens 15 Minuten lang, 30 Minuten sind optimal.

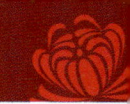

Atmen und Gehen

Diese Gehmeditation wird draußen an der frischen Luft durchgeführt. Suchen Sie sich eine schöne Spazierstrecke im Grünen, und gehen Sie in normalem, bequemem Tempo los. Lassen Sie Ihren Atem natürlich fließen, und beobachten Sie zu Beginn nur, wie viele Schritte Sie für das Ein- und wie viele Sie für das Ausatmen brauchen. Lassen Sie sich dafür ruhig Zeit; es ist oft gar nicht so einfach, seine persönliche Schrittzahl pro Atemzug zu ermitteln, ohne dass man seine Atemfrequenz verändert. Strengen Sie sich nicht an, wenn Sie in Gedanken abschweifen. Bringen Sie vielmehr sanft Ihre Aufmerksamkeit wieder zurück, und beobachten Sie Ihren Atem, während Sie gehen. Nach einiger Zeit werden Sie Ihren persönlichen Rhythmus und eine Zahl gefunden haben.

Nun beginnen Sie mit der Übung. Ein Atemzyklus besteht aus einer Einatmung und einer Ausatmung. Nehmen wir an, Sie brauchen für eine Ausatmung und für eine Einatmung jeweils 4 Schritte. Gehen Sie erst einmal für 16 Atemzyklen in Ihrem Grundrhythmus: 4 Schritte einatmen, 4 Schritte ausatmen. Dann lassen Sie Ihre Einatmung gleich, steigern aber die Schrittzahl pro Ausatmung. Die nächste Stufe ist in unserem Beispiel also, für 16 Atemzyklen 4 Schritte einzuatmen, dann aber 5 Schritte lang auszuatmen. Gelingt Ihnen dies mühelos, gehen Sie zur nächsten Stufe über: Sie atmen immer noch 4 Schritte ein, atmen nun aber 6 Schritte lang aus, wieder für 16 Atemzyklen. Achten Sie darauf, nicht aus der Puste zu kommen. Wenn das der Fall ist, reduzieren Sie die Zahl der Schritte pro Ausatmung, bis Sie sich wohl fühlen. Am besten setzen Sie fest, wie lange der Spaziergang dauern soll, beispielsweise 30 Minuten. Sie schaffen vielleicht bis zu 7 Schritte pro Ausatmung, ohne aus der Puste zu kommen. Dabei bleiben Sie dann, bis die 30 Minuten vorbei sind. Vergleichen Sie: Wie haben Sie sich zu Beginn des Spaziergangs gefühlt, wie geht es Ihnen jetzt?

Diese Bewegungsmeditation ist hervorragend für den Holz-Typ, aber auch für den Erde- und den Metall-Typ geeignet. Wenn im Test in zwei dieser Elemente Ihre Schwerpunkte liegen, ist sie ideal für Sie.

Bewegung, Bewegung, Bewegung

Der Holz-Typ profitiert am meisten von Bewegung. Finden Sie EINE sportliche Betätigung, die Ihnen gefällt und die Sie gut durchführen können. Nun gilt: Vereinbaren Sie mit sich selbst, diesen Sport auch regelmäßig durchzuführen, am besten dreimal die Woche. Finden Sie ein gutes und realistisches Maß, zum Beispiel jeweils 30 Minuten, es darf auch mehr sein. Es ist aber nicht notwendig, zwei Stunden zu rennen, bis Sie nicht mehr können. Das Ziel ist nicht die Erschöpfung, sondern ein guter Qi-Fluss. Wenn Sie sich nach dem Sport nicht völlig ausgepowert, aber energetisch frisch fühlen, haben Sie es richtig gemacht.

Welche Sportart Sie wählen, bleibt Ihnen überlassen. Boxen, Kampfsport, Taiji und Qigong wie auch sportliches Tanzen sind wunderbar geeignet, um den Holz-Typ in Bewegung zu bringen und sein Qi zu lösen. Joggen und Nordic Walking sind

durch die Rhythmik, die ihnen gegeben ist, ebenfalls sehr gute Sportarten. Gut für den Holz-Typ sind auch alle Wettkampf- und Mannschaftssportarten. So lernen Sie, mit Wettkampf und Konkurrenz konstruktiv umzugehen und Ihre Kraft auf ein Ziel auszurichten.

Tipps für die Seele

Ärger, Wut, Zorn – diese Gefühle werden der Wandlungsphase Holz zugeordnet. Bei der Therapie geht es daher auch darum, konstruktiv mit diesen Gefühlen umzugehen.

Trauer löscht Ärger

Ärger durch Traurigkeit überwinden – diese Empfehlung stammt aus dem »Huangdi Neijing«, einer der ersten großen Abhandlungen über Chinesische Medizin. Schon vor fast 2000 Jahren, als dieses Buch entstand, waren also die Emotionen und ihre Behandlung von Bedeutung. Der »Gelbe Kaiser« bedient sich hierbei der Fünf-Elemente-Lehre und rät uns, den Kontrollzyklus zu Hilfe zu nehmen, um unseren Ärger zu bändigen. Denn die Wandlungsphase Metall (Trauer) kontrolliert Holz (Wut, Ärger). In unserer Zeit würden wir nicht auf die Idee kommen, eine traurige Geschichte anzusehen oder zu lesen, um unseren Ärger zu bekämpfen. Aber wenn Sie Ihren Ärger mit wahrem, tiefen Leid vergleichen, wie sieht es dann aus? Wenn Sie zum Beispiel an die Opfer eines Erdbebens oder eines Krieges denken – ist Ihr Ärger in diesem Zusammenhang aufrechtzuerhalten?

Ansprüche und Erwartungen

Wollen Sie auch etwas gegen die Entstehung von Ärger tun? Beobachten Sie sich ein paar Tage in Ihrem Alltag und in Ihrem emotionalen Befinden. Versuchen Sie herauszufinden, wann Sie sich ärgern und was möglicherweise diesen Ärger ausgelöst hat.

Die meisten Menschen ärgern sich, weil ihnen jemand Unrecht getan hat oder die Umstände ungerecht gegen sie waren. So werden auch Sie vielleicht grantig, weil Sie zu einem wichtigen Termin müssen und sich in Schale geworfen haben, aber das Wetter schlägt um, es beginnt zu regnen und Sie haben keinen Regenschirm mitgenommen. Aber hat Sie das Wetter absichtlich »angegriffen« und Regentropfen geschickt? War es nicht vielmehr Ihre Erwartung, dass Sie geschniegelt und gebügelt zu Ihrem Termin kommen und die Sonne scheinen soll? Nun ist Ihre Erwartungshaltung enttäuscht worden, Ihr Ego rebelliert und der Ärger ist da. Erwartungen befinden sich oft in unserem Unterbewusstsein, so dass wir sie zunächst gar nicht bemerken. Erst wenn »uns etwas zuwiderläuft«, fühlen wir uns persönlich betroffen oder sogar angegriffen, und der emotionale Tumult beginnt. Dann entdecken wir diese Erwartungen häufig als verborgene Wünsche in uns. Zum Beispiel haben Sie etwas Schönes gekocht und wünschen sich, dass Ihr Partner pünktlich zum Essen nach Hause kommt und Sie den Abend gemeinsam verbringen. Er verspätet sich, und Sie werden ärgerlich. Kommt er dann nichtsahnend nach Hause, empfangen Sie ihn mit Vorhaltungen. – Der Ärger hat sich

in Ihnen aufgebaut, weil Ihre Erwartungen nicht erfüllt wurden.

Treffen Sie eine Entscheidung: Entweder Sie verabschieden sich von Ihrer Erwartung, oder Sie beginnen damit, Ihre Wünsche klar zu äußern. Sie wünschen sich, dass Ihr Partner pünktlich zum Abendessen kommt? Dann sprechen Sie mit ihm darüber und vereinbaren eine Zeit, zu der er realistisch aus der Arbeit kommen kann. Sie übernehmen Verantwortung für Ihren Wunsch und beugen Ärger vor, und Ihr Partner weiß, wie wichtig Ihnen das gemeinsame Abendessen ist und kann auf Ihren Wunsch eingehen oder aber eine Alternative vorschlagen.

Ein anderer Aspekt, der zu schwelendem Ärger führt, sind unsere inneren Bewertungen. Die meisten Menschen neigen dazu, alles, was geschieht, mit »gut« oder »schlecht« zu bewerten. Stellen Sie sich vor, Sie kommen zur Arbeit, begegnen Ihrem Vorgesetzten, grüßen ihn, und er grüßt Sie nicht zurück. Was geht nun in Ihnen vor? Viele Menschen werden nun unsicher und fangen an, sich Fragen zu stellen: Mag er mich nicht? Habe ich etwas falsch gemacht? etc. Diese Fragen werden von unangenehmen Gefühlen begleitet, die von Sorge über Befürchtung bis hin zu Ärger reichen können. Aber Achtung! Das sind zunächst einmal Ihre persönlichen Bewertungen und die damit verbundenen Emotionen. Versuchen Sie, einen Schritt zurückzutreten und die Situation nüchtern zu betrachten. Sehr hilfreich dabei ist es, wenn Sie für den unangenehmen Film, der in Ihrem Kopf entstanden ist, alternative Szenarien, gewissermaßen ein anderes Drehbuch fin-

den. In unserem Beispiel könnte es doch auch sein, dass Ihr Vorgesetzter gerade mit den Gedanken bei einer wichtigen Entscheidung war und seinen Tagesablauf im Kopf durchgegangen ist, so dass

Lassen Sie es einfach regnen

Spielen Sie mit Ihrer inneren Erwartungshaltung. Wenn es draußen richtig regnet, machen Sie sich ausgehfertig, legen vielleicht Make-up auf und ziehen sich fein an. Verlassen Sie das Haus ohne Regenschirm, und beobachten Sie nur Ihre Reaktionen. Wir haben gelernt, dass Regen »schlecht« ist; er ist kalt, er ruiniert unsere Kleidung, wir bekommen eine Erkältung etc. Machen Sie sich von diesen Gedanken frei, beobachten Sie nur. Gehen Sie erhobenen Hauptes spazieren, und spüren Sie die Tropfen auf Ihrem Scheitel. Nun beginnen Sie, sich über all die anderen zu amüsieren. Schauen Sie zu, wie sie die Schultern hochziehen und den Kragen hochschlagen, wie sie um die Pfützen herumschlingern und von Vordach zu Vordach hetzen. Sie brauchen das nicht. Sie lassen es einfach regnen und sind innerlich vollkommen ruhig und gelassen. Und schließlich genießen Sie es sogar.

er Sie gar nicht bemerkte. Oder er hatte rasende Kopfschmerzen und war deswegen in sich gekehrt. Oder, oder … Dass er Sie nicht gegrüßt hat, muss nichts mit Ihnen zu tun haben. Ihr erstes Gefühl, »Der mag mich nicht«, war ein Resultat Ihrer Erwartung, Ihre Bewertung der Situation – und sie stellt nur EINE von vielen möglichen Varianten dar. Bleiben Sie daher gelassen, und praktizieren Sie den »inneren Abstand« und das »alternative Drehbuch«, wie es oben beschrieben wurde. So können Sie entstehenden Ärger oder andere Gefühle im Ansatz neutralisieren.

Achtsamkeit und Ärger

Eine Herausforderung in unserem Leben besteht darin, unsere Emotionen »wahr-zu-nehmen«. Wir neigen dazu, unsere unangenehmen Gefühle zu verdrängen und nicht zu zeigen. Entwickeln Sie daher Achtsamkeit für Ihr Seelenleben. Horchen und spüren Sie von Zeit zu Zeit in sich hinein, und fragen Sie sich selbst: Wie geht es mir gerade? Was fühle ich in diesem Moment? Machen Sie es sich zur Gewohnheit, sich abends zu fragen: Wie geht es mir? Gibt es noch Spannungen vom Tag, Situationen, die mir zu schaffen machen? Gibt es noch Ärger, der unbeachtet geblieben ist? Im Idealfall können Sie Ihren Ärger feststellen und vielleicht auch wahrnehmen, wann und worüber Sie sich geärgert haben. Nun, da Sie erkannt haben, dass da noch Ärger ist, sind Sie einen wichtigen Schritt weitergekommen. Sie können sich nun überlegen, was Sie mit Ihrem Ärger machen, wie Sie ihn loswerden.

Vielleicht telefonieren Sie mit einer Freundin oder laufen eine Runde um den Block. Wichtig dabei ist nur, dass Sie Ihren Ärgerabbau auch als solchen definieren. Sie ratschen also nicht nur mit Ihrer Freundin wie gewohnt, sondern sagen zu sich selbst bzw. zu Ihrer Freundin: »Da habe ich mich heute echt geärgert, und das war so …«
Verfallen Sie aber nicht ins Lamentieren oder Grübeln. Sprechen Sie Ihren Ärger aus, werden Sie ihn los, und dann wenden Sie sich wieder anderen Themen zu. Auf diese Weise beginnen Sie, einen erwachsenen Umgang mit Ihren Emotionen zu praktizieren. Sie durchbrechen die Erstarrung und energetische Blockade und auch einen möglichen Rückzug in eine Depression. Indem Sie ihre Emotionen wahrnehmen, werden Sie auf dem Weg, das Holz-Element energetisch zu stabilisieren und zu harmonisieren, einen wichtigen Schritt vorankommen. Und mit den Hilfen und Tipps in diesem Kapitel machen Sie weitere Schritte in ein ausgeglichenes und harmonisches Leben.

Kombination Holz-Typ und Erde-Typ

Die Kombination von Holz- und Erde-Typ ist ein Energiemuster, das recht häufig anzutreffen ist. Aus TCM-Sicht sind die Elemente Holz und Erde eng miteinander verbunden. Sie bilden die »Achse der Aktualität«. Damit ist gemeint, dass in diesen beiden Wandlungsphasen unser tägliches Leben und unsere momentanen Gegebenheiten liegen.
Holz und Leber kommen durch unser Innenleben und die Emotionen, vor allem

Ärger und Frust, leicht unter Druck. Nun neigt das starke Holz dazu, Attacken auf die Erde zu starten, um seinen Druck loszuwerden. Das kann sich in Magen-Darm-Beschwerden wie Bauchschmerzen, Blähungen, Appetitlosigkeit und Durchfall zeigen, die in Stresssituationen auftreten und sich unter Umständen bis zu einem Magengeschwür steigern. Meistens wird die Erde aber mehr auf der energetischen Ebene beeinträchtigt und geschwächt. Das hat zur Folge, dass die Achse weiter kippt und das Ungleichgewicht immer stärker wird. Denn die Mitte hat nun weniger Kraft, um der Leberenergie ausgleichend entgegenzuwirken, und so werden sich die Angriffe des Holz-Elements häufen und die Erde weiter schwächen – bis zur seelischen Erschöpfung.

Wenn Sie in unserem Test in diesen beiden Elementen Ihre Schwerpunkte haben, raten wir Ihnen, die Tipps von Holz und Erde zu beherzigen. Stehen mehr Stress und innere Spannungen im Vordergrund, beginnen Sie mit dem Holz-Element, leiden Sie aber mehr unter Erschöpfung und Verdauungssymptomen, starten Sie damit, das Element Erde zu pflegen. In jedem Fall berücksichtigen Sie auch die Tipps des jeweils anderen Elements.

Grundsätzliche Ratschläge für den Holz-Typ

Zu vermeiden
- **Bewegungsmangel.**
- **Alkohol im Übermaß** erzeugt zu viel Hitze und löst somit emotionale Unruhe aus.
- **Schlafmangel** erhöht durch den damit einhergehenden Mangel an Yin und die dadurch fehlende Stabilisierung unnötig die Reizbarkeit.

Zu empfehlen
- **Harmonie** zwischen Arbeit und Ruhe, Anspannung und Entspannung, Bewegung und Ausruhen, Stress und Ausgleich, Schlaf und Aktivität, Kontakt und Alleinsein ... Sorgen Sie für den Ausgleich zwischen diesen Polen. Das muss nicht eins zu eins sein, aber denken Sie an Yin und Yang: Ein Aspekt kann ohne den anderen nicht funktionieren.
- **Bewegung** ist für den Holz-Typ so wichtig, dass sie hier nochmals hervorgehoben wird! Vielleicht kommen Sie mit folgendem Tipp so richtig auf den Geschmack: Wenn Sie unter Anspannung und/oder Heißhungerattacken erleiden, gehen Sie joggen! Statt Ihr Holz-Element mit Nahrungszufuhr zu entspannen und dann mit den Pfunden zu kämpfen, lösen Sie Ihre Energie lieber mit Sport. Danach fühlen Sie sich wohl, und der Hunger ist verschwunden.

Therapie des Feuer-Typs

Dominant, selbstbewusst und in gewisser Weise schillernd – so lässt sich der Feuer-Typ beschreiben. Meist handelt es sich um eine charismatische Persönlichkeit mit einem großen Freundeskreis und vielen Kontakten. Man könnte ihn ein bisschen als Everybody's Darling bezeichnen. Der Feuer-Typ geht gerne aus und steht oft im Rampenlicht. Er liebt es, bewundert zu werden, und mangelnde Anerkennung kann ihn in tiefe Krisen stürzen.

Mit den nachfolgenden Rezepten und Gesundheitsempfehlungen lässt sich das Ungestüme dieses Elements ausgleichen. Sie tragen zum körperlichen und seelischen Wohlbefinden bei und schenken dem oft hyperaktiven Feuer-Typ etwas mehr Gelassenheit.

Akupressur

Die wichtigsten Akupressurpunkte für die Wandlungsphase Metall liegen auf dem Herzmeridian bzw. auf dem Perikard-(Herzbeutel-)meridian.

Herz 7 (HE 7)

Der Name dieses Punktes ist »Pforte des Shen«, was darauf hinweist, dass mit diesem Punkt unsere geistig-seelischen Kräfte – das so genannte Shen – wirksam beeinflusst werden können.
Herz 7 ist der große Punkt für die Psyche. Sie sollten ihn bei allen seelischen Nöten immer mitbehandeln, denn eine Harmonisierung und Beruhigung des Shen, eben unserer geistig-seelischen

Aspekte, ist jederzeit hilfreich. Denken Sie an diesen Akupressurpunkt auch bei Schlafstörungen, Herzklopfen, innerer Unruhe, Anspannung, Ängsten, Überdrehtsein und gedrückter Stimmung. Der Punkt liegt innen an der Handgelenksfalte, etwas seitlich in der Verlängerung des kleinen Fingers. Sie finden dort eine erhabene Stelle, und genau davor liegt Herz 7. Drücken Sie diesen Punkt kräftig mit der Daumenspitze oder auch dem Daumennagel, da er etwas in der Tiefe liegt. Falls Ihnen dies zu schmerz-

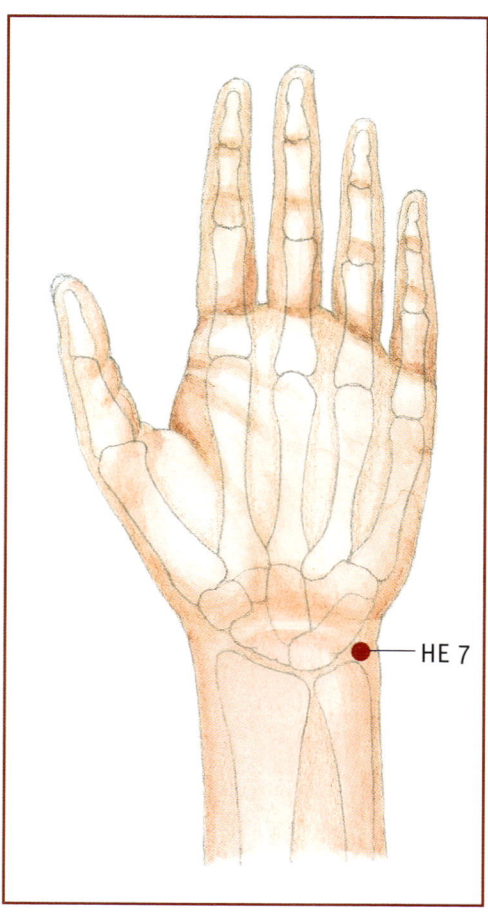

HE 7

haft ist, beklopfen Sie Herz 7 morgens und abends für jeweils 10 Minuten und zusätzlich immer dann, wenn Sie sich seelisch instabil fühlen.

Perikard 6 (PE 6)

Der Punkt befindet sich in der Mitte auf der Innenseite des Unterarms drei Fingerbreit über der Handgelenksfalte. Legen Sie die drei mittleren Finger der anderen Hand an die Handgelenksfalte, und beugen Sie Ihr Handgelenk leicht. Sie können nun zwei Sehnen ertasten, in deren Mitte Perikard 6 liegt. Wenn Sie den Punkt kräftig drücken und ein dumpfes oder leicht pelziges Gefühl spüren, liegen Sie richtig.

Perikard 6 ist, wie schon beim Holz-Element beschrieben wurde, ein großer Ausgleichspunkt. Massieren Sie ihn bei Unruhe, Herzklopfen, Angst und Schlaflosigkeit, aber auch bei Übelkeit, und Sie werden rasch seine Wirkung spüren.

Niere 6 (NI 6)

Auch wenn Niere 6 nicht auf dem Herzmeridian liegt, hat er nach der Akupunkturlehre doch eine enge energetische Beziehung zu diesem. Die Stärken des Akupressurpunkts Niere 6 liegen in seiner ausgleichenden und absenkenden Wirkung, die das Feuer- und auch das Holz-Element erreicht. Niere 6 liegt unterhalb der Spitze des Innenknöchels in einer leichten Vertiefung. Drücken Sie mit dem Daumennagel in diese Vertiefung, oder beklopfen Sie diese Stelle. Der Punkt eignet sich sehr gut zur Absenkung hochschlagender, unruhiger Energie und damit zur Behandlung von Unruhezuständen, Ängsten und Schlafstörungen.

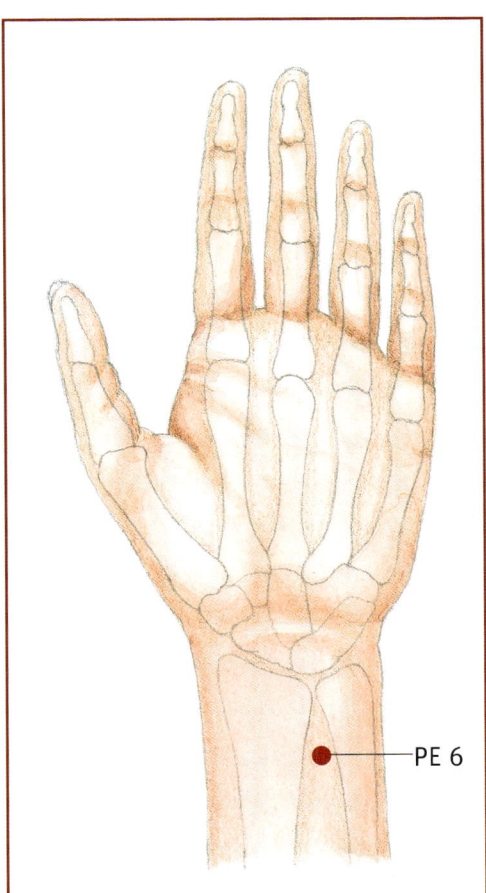

PE 6

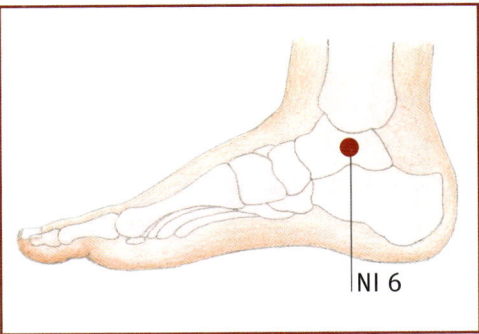

NI 6

Ren 17

Ren 17 (Konzeptionsgefäß 17) liegt auf dem Brustbein, genau in der Mitte zwischen den Brustwarzen. Die gesamte Region um diesen Punkt ist wirkungsvoll. Sie können den Bereich sanft mit den Fingerkuppen massieren, bis Sie spüren, wie der anfänglich etwas unangenehme Druck nachlässt. Die Behandlung des Punktes wirkt beruhigend.

Darüber hinaus kann der Punkt Ren 17 hervorragende Dienste leisten bei Schreck und Angst oder wenn Sie eine sehr belastende Situation erlebt haben. Die folgende Methode stammt aus der Kinesiologie: Klopfen Sie mit der Faust locker den gesamten Bereich von Ren 17 am unteren

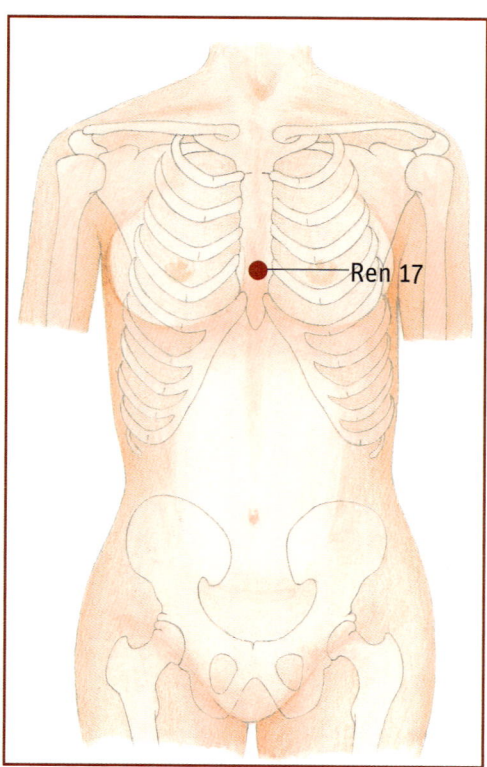

Ren 17

Brustbein. Sie werden feststellen, dass Sie sich sogleich seelisch stabilisiert fühlen.

Ernährung

Aufgrund unserer heutigen hektischen Lebensweise neigen wir zu einer Fülle in der Wandlungsphase Feuer. Diese Fülle zeigt sich in einem Zuviel an Hitze und einer zu starken Beschleunigung unserer Energie. Es kommt dann zu Unruhe, heftigem Schwitzen, Herzklopfen, starker Aufregung bis hin zu Angst und Schlafstörungen.

Das Feuer lindern

Für die Fülle im Feuer-Element empfehlen sich kühlende und leicht bittere Nahrungsmittel, um der zu starken Dynamik Einhalt zu gebieten.

Das Bittere klärt, kühlt und schlägt Übererregtheit nieder und entgiftet außerdem Ihren Körper. Trinken Sie als Tagesgetränk daher grünen Tee! Seine Bitterstoffe klären den Geist, und er ist von leicht kühlender und trotzdem angenehm anregender Wirkung. In unserer Küche gibt es leider nicht besonders viel, was als Bitterstofflieferant in Frage kommt. In erster Linie sind Radicchio, Rucola und Chicorée geeignet.

Weglassen sollten Sie hingegen übermäßig Scharfes wie Chili, scharfe Currygerichte und Pfeffer. Auch rotes Fleisch, Lamm und Wildgerichte sollten Sie bitte nur in geringen Mengen genießen, da sie im Körper zu viel Hitze erzeugen. Gleiches gilt für Gegrilltes und Flambiertes. Bevorzugen Sie stattdessen gedünstete Speisen und Pfannengerührtes. Kaffee

sollten Menschen mit Fülle und Überhitzung in der Wandlungsphase Feuer ganz besonders vermeiden! Wenn Sie viel Kaffee trinken, dann sollten Sie ihren Konsum reduzieren und versuchen, Kaffee als ein Genussmittel zu sehen. Wenn Sie sich dabei ertappen, dass Sie »jetzt einen Kaffee brauchen«, dann verzichten Sie lieber! Probieren Sie stattdessen grünen Tee oder stilles Mineralwasser. Sie werden bemerken, wie viel gesammelter und ruhiger Sie sind, wenn Sie nicht mehr durch Kaffe aufgeputscht werden.

Gleiches gilt für Alkohol. Er ist sehr heiß und erzeugt starke Dynamik. Sie müssen deswegen nicht zum Abstinenzler werden, aber beobachten Sie die Wirkung des Alkohols an sich selbst. Dann wissen Sie, dass Ihnen Hochprozentiges gar nicht und Wein nur in kleinen Mengen bekommt.

Das Feuer anregen

Falls das Feuer-Element durch Überbeanspruchung (siehe Beschreibung der Elemente) geschwächt wurde und Sie sich eher gedrückt und »ausgebrannt« fühlen, gelten die obigen Empfehlungen genau andersherum! Sie müssen den Lebensfunken wieder anfachen.

Wenn Sie sich hier wiedererkennen, haben Sie sehr wahrscheinlich im Test auch im Element Erde einen Schwerpunkt, denn hier zeigt sich Ihre energetische Erschöpfung. Schauen Sie sich daher auch die Empfehlungen zur Therapie dieses Elements an. Ansonsten gilt für Sie, dass Kaffee zur milden Anregung ausnahmsweise erlaubt ist. Auch rotes Fleisch und kräftige Nahrungsmittel sind nun sinnvoll, um das Feuer zu stützen.

Milde Süße und Saftiges kann über die Kräftigung der Mitte den Funktionskreis Herz ebenso stützen und beruhigen. Ein idealer Snack für zwischendurch sind getrocknete Datteln, die das Herz stützen und beruhigen. Probieren Sie auch Longanfrüchte: Sie ähneln Litschi, schmecken aber etwas süßer und gelten als ideales Stützungsmittel für das Herz.

Salat für ein kühles Herz

Zutaten
100 g Buchweizen
250 g Cocktailtomaten
1 Kopf Blattsalat (möglichst ein leicht bitterer wie Endivie, Radicchio oder Chicorée)
1 Gurke
200 g Hühnerbrust
1 gelbe Paprikaschote
4 EL Olivenöl, 2 EL Balsamessig
Pfeffer, Meersalz
Einige Basilikumblättchen
Einige Rosmarinnadeln

1. Den Buchweizen waschen und in 200 Milliliter Wasser in etwa 10 Minuten bei geringer Hitze weich kochen, anschließend auskühlen lassen. Die Tomaten halbieren, den Salat waschen und putzen. Die Gurke schälen und hobeln.

2. Die Hühnerbrust in Streifen schneiden, die Paprikaschote waschen, putzen und kleinschneiden. Das Olivenöl erhitzen, Hühnerbrust und Paprika darin anbraten.

3. Alle Zutaten in eine Schüssel geben. Das Bratöl aus der Pfanne und den Essig darübergeben. Mit Pfeffer, Salz, Basilikum und Rosmarin würzen und alles gut vermengen.

Info: Dieser leckere Salat klärt und kühlt das Herzfeuer. Die Mengenangaben gelten für vier Personen.

Weizen-Porridge

Bereiten Sie den Weizen-Porridge nach dem Grundrezept auf Seite 83 f. zu, und süßen Sie es nach Bedarf mit Honig, Sie können zum Süßen auch Dattelfrüchte mitkochen. Weizen stützt und harmonisiert die Wandlungsphase Feuer. Weizen-Porridge gibt Kraft für den Tag und hilft, emotionale Stabilität zu wahren. Es ist ideal als Frühstück.

Porridge mit fossilen Knochen

Zutaten
15 g fossile Knochen (Fossilia Mastodi)
50 g Reis

1. Die zerkleinerten, versteinerten Knochen 30 Minuten in etwa 300 Milliliter Wasser kochen. Den Sud durch einen Filter (z. B. Kaffeefilter) gießen, um auch den sandigen Satz zu entfernen.

2. Anschließend den Reis in dem Sud zu einem Porridge kochen. Die Menge ist eine Tagesportion, von der Sie jeweils morgens und abends die Hälfte warm essen.

Info: Die mineralische Substanz dieses Rezepts wirkt besonders stark ausgleichend und beruhigend, senkt das Yang ab und beruhigt den Geist. Sie eignet sich deswegen besonders gut für Feuer-Typen mit viel Hitze, Unruhe und Ängsten.

Tipp: Mit etwas Glück können Sie die fossilen Knochen in einer TCM-Apotheke erwerben. Falls nicht, bitten Sie einen TCM-Arzt darum, Ihre Diagnose zu überprüfen und Ihnen die Knochen zu verschreiben.

Heilkräuter und Tees

Für den Feuer-Typ gibt es hilfreiche Teerezepte mit chinesischen, aber auch mit westlichen Heilkräutern.

Seidenakazienblütentee

Das Rezept finden Sie in den Behandlungstipps zum Holz-Typ (siehe Seite 94 f.). Es ist für das Feuer-Element ebenso hilfreich, weil es das Shen, die geistig-seelischen Kräfte, beruhigt und Unruhe ebenso wie Schlaflosigkeit lindert.

Westliche Kräuter

Schnelle Helfer aus der westlichen Kräuterheilkunde sind Tees mit Hopfen, Melisse, Lavendel oder Johanniskraut. Sie können die Kräuter pur oder in Mischungen verwenden. Übergießen Sie jeweils 1 Teelöffel mit 1/4 Liter heißem Wasser. 5 Minuten ziehen lassen, nach Belieben mit Honig süßen.
Achtung: Bevor Sie Johanniskraut längere Zeit einnehmen – als Tee oder auch in

Form von Kapseln –, beraten Sie sich mit Ihrem Arzt oder Apotheker, da Wechselwirkungen mit anderen Medikamenten (z. B. der Pille) entstehen können.

Dekokt aus Süßholz, Weizen und Datteln

Zutaten
9 chinesische Datteln (Fructus Jujubae) 1 TL Süßholzwurzel (Radix Glycyrrhizae), 3 TL Schwimmweizen (Fructus Tritici levis). Bei Energieschwäche außerdem: 6 getrocknete Longanfrüchte

1. Alles zusammen mit 1/2 Liter Wasser überbrühen und bei geringer Hitze 15 bis 20 Minuten köcheln lassen.

2. Den Sud abseihen und über den Tag verteilt trinken, eventuell nach Bedarf mit heißem Wasser verdünnen. Ist Ihnen die Mischung zu süß, reduzieren Sie die Menge an Süßholzwurzel.

Info: Dies ist ein sehr bewährtes Basisrezept für alle Störungen in der Wandlungsphase Feuer und zur Harmonisierung des Funktionskreises Herz. Es wirkt ausgleichend und beruhigend, aber auch milde stützend und ist gut bei Unruhe, Nervosität und Schlafstörung, Ängsten und Depression. Besteht eine stärkere energetische Schwächung, dann fügen Sie dem Rezept noch Longanfrüchte hinzu.

Tipp: Datteln, Süßholzwurzeln und Longanfrüchte sind in Asialäden erhält-

lich. Schwimmweizen bekommen Sie in Apotheken, die auf TCM spezialisiert sind. Ersatzweise können Sie auch handelsübliche Weizenkörner verwenden.

Tee aus Longanfrüchten und Ginseng

Zutaten
1/2 TL Ginseng 10 getrocknete Longanfrüchte

1. Ginseng und Longanfrüchte mit 1/2 Liter Wasser überbrühen. Bei geringer Hitze 15 bis 20 Minuten köcheln lassen.

2. Abgießen und morgens und abends jeweils die Hälfte warm trinken.

Info: Die Longanfrüchte befeuchten und nähren das geschwächte Feuer-Element, während Ginseng reichlich frisches Qi bereitstellt und wieder für neuen Schwung sorgt. Daher ist dieses Rezept geeignet bei starker energetischer Erschöpfung.

Info: Mit einem zweiten Aufguss können Sie die Ergiebigkeit des Ginsengs nutzen: Geben Sie einfach noch mal ein paar Longanfrüchte hinzu und kochen die Mischung wieder für 15 Minuten.

Ruhe und Ausstrahlung durch die Kraft der Perle

Einen besonderen Tipp hält die Chinesische Medizin für Frauen bereit. Fragen Sie in spezialisierten Asienläden nach Perlen-

pulver. Dabei handelt es sich tatsächlich um pulverisierte Perlen, die meist in Ampullen angeboten werden, die Sie in heißem Wasser auflösen und trinken können. Gelegentlich bekommen Sie Perlenpulver auch als Instantgetränk mit anderen Kräutern wie Chrysanthemenblüten. Die Perle ist ein exzellentes Mittel, um das Shen (die geistig-seelischen Kräfte) zu beruhigen und seelische Verstimmungen bis hin zu Erkrankungen zu heilen. Außerdem klärt die Perle die Haut und verbessert die Ausstrahlung. So werden Sie innerlich ruhig und auch äußerlich strahlender.

Meditation und Qigong

Mit klärenden und beruhigenden Meditationen stärken Sie Herz und Geist.

Liebende-Güte-Meditation

Diese Meditation öffnet das Herz und hilft Ihnen, zu einer höheren Liebesfähigkeit und Toleranz zu finden. Sie lernen, Liebe unabhängig von Bedingungen zu entwickeln. Wenn Sie die Liebende-Güte-Meditation regelmäßig praktizieren, werden Sie sich von der Überdrehtheit, Aufgeregtheit und Unruhe des erhitzten Feuer-Elements lösen und ein ruhiges, liebevoll gefestigtes Herzensgefühl entwickeln. Im Handel sind verschiedene CDs dazu erhältlich (eine Empfehlung finden Sie im Literaturverzeichnis auf Seite 141).

Blume des Herzens

Ziehen Sie sich in einen Raum zurück, in dem Sie für etwa eine halbe Stunde nicht gestört werden.

Legen Sie sich auf eine bequeme Unterlage, und schließen Sie die Augen. Atmen Sie mehrmals tief ein und aus, und entspannen Sie sich.

Nun stellen Sie sich vor, wie in der Mitte Ihres Brustkorbs, in der Gegend Ihres Herzens ein leuchtend grüner Punkt entsteht. Das grüne Licht leuchtet heller und heller, entfaltet sich wie eine Blume und dehnt sich aus, bis es schließlich den gesamten Brustraum ausfüllt. Ausgehend von Ihrem Herzen erfüllen nun Wärme und Liebe Ihr gesamtes Sein.

Spüren Sie die klärende, kühlende und beruhigende Wirkung des grünen Lichts auf Ihre Emotionen. Ihr Herz und Ihr Geist werden weit und ruhig.

Nach einer halben Stunde kehren Sie langsam wieder in das Hier und Jetzt zurück und nehmen die neu gewonnene Ruhe und Kraft mit.

Qigong

Nehmen Sie die Grundstellung ein (siehe Seite 96). Nun stellen Sie sich vor, wie aus Ihren Fußsohlen Wurzeln in die Erde wachsen, die Sie tief im Boden verankern. Stellen Sie sich vor, Sie sind ein Baum, der im Boden fest verwurzelt ist. Spüren Sie diese Stabilität! Nun lassen Sie alle Unruhe, Hitze, Erregung über Ihre Wurzeln in die Erde abfließen. Nehmen Sie das Gefühl von heiterer Ruhe wahr, das sich einstellt, und genießen Sie es.

Tipps für die Seele

Auch für den Feuer-Typ hat der TCM-Klassiker, das »Huangdi Neijing«, eine Empfehlung parat, wie überbordendes

Feuer und überdrehte Unruhe gebändigt werden können, nämlich »Euphorie durch Angst kontrollieren«. Nun werden Sie sich fragen, wieso Sie denn auf einmal Angst empfinden sollen?! Das ist nicht gemeint, vielmehr zeigt uns die Empfehlung, dass auch bei Herzfeuer der Kontrollzyklus der Elemente von großer Wichtigkeit ist. Überbordendes Feuer (Euphorie) wird durch Wasser (Angst) gelöscht, kontrolliert. Stellen Sie sich vor, ein Mensch hat zu viel getrunken, er stürmt auf den Balkon und beginnt übermütig auf der Brüstung zu turnen. Sein Feuer ist außer Kontrolle geraten, und nun packt ihn – hoffentlich – die Angst vor dem Sturz in die Tiefe und bewahrt ihn vor größerem Unheil. Er erschrickt und verlässt die Gefahrenzone.

Angst und Wasser sind auch der Gegenpol zum Feuer. Betrachten Sie die Grafik der fünf Wandlungsphasen (Seite 31): Feuer steht als Yang ganz oben und Wasser als Yin am unteren Pol. Wasser hat demnach die Aufgabe, ein Gegengewicht zur »wegfliegenden« Qualität des Feuers zu bilden. Wir sagen heutzutage salopp »Komm doch mal runter«, wenn ein Mitmensch »außer sich« ist. Folgen Sie dem Ratschlag: Sammeln Sie Ihre Energien ein, und verhindern Sie so emotionale Unruhe. Die oben beschriebene Qigong-Übung des Verankerns hilft Ihnen dabei und Sie können sie jederzeit und überall anwenden.

Wahre Freude statt »Fun«

Sie haben im Feuer-Element einen Schwerpunkt. Halten Sie einen Moment inne, und ziehen Sie ein kleines Resümee. Machen Sie sich bewusst, dass Sie als Feuer-Typ gerne einmal aufdrehen und richtig viel Spaß haben wollen. So treiben Sie Ihr Feuer-Element an und sorgen für ein Ungleichgewicht. Lernen Sie daher, kleine Pausen einzuplanen! Lassen Sie auch mal ein Alleinsein zu! Sie befinden sich dabei in hervorragender Gesellschaft – mit sich selbst. Fangen Sie an, dies zu genießen und zu zelebrieren.

Nehmen Sie ein Blatt Papier oder ein Notizbuch zur Hand, und beantworten Sie sich folgende Fragen:

- Was ist mir wichtig?
- Welche Dinge erfüllen mich mit anhaltender Freude?

Schreiben Sie Ihre Antworten auf, damit verleihen Sie Ihren echten inneren Wünschen und Ihrer wirklichen Freude Bedeutung. So zeigen Sie, dass Sie wahre Freude in Ihrem Leben wünschen und nicht allein dem allabendlichen Spaß hinterherjagen.

Legen Sie sich nun eine »Freude-Liste« an, die Sie eine Woche lang oder auch länger jeden Abend ausfüllen: Was hat Ihnen an diesem Tag Freude bereitet? Das dürfen ruhig auch vermeintliche Kleinigkeiten sein.

Diese Übung wird Ihnen helfen, die Ängste und Unruhe, die das Feuer gerne einmal plagen, langsam, aber sicher durch ruhige, innere Fröhlichkeit zu ersetzen.

Tiefe Freundschaft statt »Bussi-Bussi«

Kultivieren Sie Ihr Interesse an anderen Menschen. Natürlich dürfen Sie Spaß mit Ihren Freunden haben. Doch überlegen Sie, was für Sie Bekanntschaften von

wahren Freundschaften unterscheidet. Sehen Sie einmal in Ihr Adressbuch: Wer sind Freunde und wer Bekannte? Was wissen Sie wirklich von den Menschen, die Sie als Ihre Freunde bezeichnen? Und was wissen diese über Sie? Wo beschönigen Sie Dinge, damit Ihre Freunde Sie netter und besser finden? Was beschäftigt Ihre Freunde, was sind ihre heimlichen Wünsche und ihre Sehnsüchte? Vertiefen Sie Ihre Freundschaften mit Menschen, die Ihnen wichtig sind. Lassen Sie intensive, offene Beziehungen zu.

Baden in guter Gesellschaft

Nehmen Sie sich einen Abend Zeit. Schalten Sie das Telefon aus, und lassen Sie sich ein Bad ein. Geben Sie ein Duftöl, das Sie gerne mögen, ins Wasser. Wenn Sie mögen, legen Sie Ihre liebste Entspannungsmusik auf, oder genießen Sie einfach die Stille. Lehnen Sie sich zurück, und saugen Sie die Ruhe mit allen Sinnen in sich auf. Und vor allem: Beglückwünschen Sie sich, dass Sie sich in so ausgezeichneter Gesellschaft befinden – mit sich!

Grundsätzliche Ratschläge für den Feuer-Typ

Zu vermeiden

- **Direkte Hitze.** Legen Sie sich nicht in die pralle Sonne, sitzen Sie nicht direkt vor dem offenen Kamin.
- **Hochprozentiges** und **Rotwein** fachen das Feuer-Element zu stark an. Trinken Sie prinzipiell Alkohol nur in Maßen.
- **Partys,** die allzu groß und hektisch sind; selbstverständlich auch Partydrogen.
- **Kaffee** sollten Sie nur in geringen Mengen genießen.
- **Hektik.**
- **Großstadtgetümmel.**

Zu empfehlen

- **Gute Atmosphäre im Schlafzimmer.** Ihr Schlafzimmer sollte angenehm kühl sein, und halten Sie auch die Einrichtung in ruhigen, kühlen Farbtönen wie Hellblau oder Hellgrün, keinesfalls Rot. Der Fernseher gehört nicht ins Schlafzimmer, denn dadurch wird das Shen, der Geist, in Unruhe versetzt.
- **Genug Zeit zum Abschalten** einplanen. Fallen Sie nicht direkt nach dem Tag oder nach dem Ausgehen ins Bett. Eine Stunde vor dem Schlafengehen sollten Sie noch ruhige Musik hören oder ein entspannendes Buch lesen oder auch meditieren, um Ihren Geist auf die Nachtruhe einzustimmen und zu sammeln.
- **Gemütlichkeit.** Kultivieren Sie auch Ihre häusliche Seite, und sorgen Sie für Gemütlichkeit.
- **Ruhe.**
- **Natur.**

Therapie des Erde-Typs

Ruhig, ausgeglichen, manchmal auch behäbig zeigt sich das Element Erde. Es ist das Zentrum der Energie in der Chinesischen Medizin. In dieser Wandlungsphase wird unterschieden zwischen energetischer Schwäche und einer Belastung durch »Ungeklärtes« und »Trübes«, das häufig aus einer geschwächten Mitte resultiert.

Lesen Sie die folgenden Beschreibungen durch. Welche passt besser zu Ihrem persönlichen Typ? Ist Ihr Bindegewebe sehr weich, Ihr Stuhlgang breiig und die Zunge blass mit seitlichen Eindrücken? Dann sind Sie in der Rubrik energetische Schwäche am besten aufgehoben. Wenn Sie hingegen eher der dynamische, rundlich-feste Mensch mit roter Zunge und Zungenbelag sind, dann beherzigen Sie mehr die Tipps für eine Belastung der Mitte. Beide Typen profitieren jedoch gleichermaßen von den allgemeinen Empfehlungen zur Erde. Die meisten der folgenden Empfehlungen gelten für beide Energiekonstellationen.
Übrigens, noch einmal zur Erinnerung: Selbst wenn diese Wandlungsphase nicht einer Ihrer Haupttypen ist, sollten Sie die Empfehlungen dazu doch aufmerksam durchgehen und die grundlegenden Tipps immer wieder einmal aufgreifen, um Ihre Mitte zu stützen. Dies ist für den Erde-Typ von größter Bedeutung – für andere Elemente-Typen aber ebenfalls äußerst empfehlenswert. Sie werden damit auf lange Sicht Ihr Leben bereichern und grundsätzlich zu einer stabileren Gesundheit gelangen.

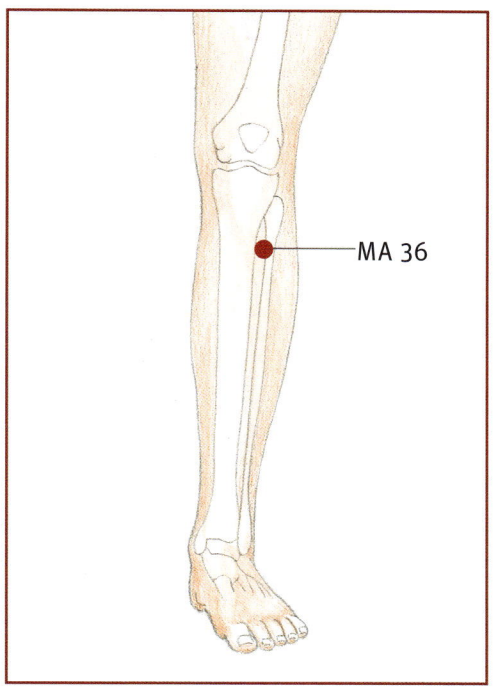

MA 36

Akupressur

Die wichtigsten Akupressurpunkte des Erd-Elements liegen auf dem Magen- und dem Milzmeridian.

Magen 36 (MA 36)

Der Punkt Magen 36 befindet sich vier Fingerbreit unter der Kniescheibe an der Außenseite des Unterschenkels, etwa einen Querfinger neben der Knochenkante. Zur Akupressur nehmen Sie am besten beide Daumen, denn hier sollen Sie kraftvoll massieren. Ideal sind zweimal täglich 10 Minuten. Möglicherweise spüren Sie ein Ziehen im gesamten Unterschenkel und auch ein Wärmegefühl im Bauch, vielleicht nehmen Sie aber auch gar nichts wahr. Doch Sie können sich darauf verlassen: Dieser Punkt wirkt

immer, und Sie werden seine energiespendende und zentrierende Wirkung schnell bei sich feststellen. Die Akupressur von Magen 36 eignet sich bei allen seelischen Problemen, ganz besonders aber bei Erschöpfungsdepression und Burn-out.

Milz 6 (MI 6)

Dieser Akupressurpunkt liegt an der Innenseite des Unterschenkels, eine Handbreit über dem Knöchel, genau hinter dem Schienbein. Diese Stelle ist oft empfindlich und bei der Akupressur kann sich leicht ein etwas taubes Gefühl einstellen.

Milz 6 ist – genauso wie Magen 36, mit dem er oft kombiniert wird – ein herausragender Punkt zur Stabilisierung der Mittenenergie. Diese stützende und ausgleichende Wirkung erstreckt sich bis in das Seelische hinein und hilft, sich besser zu konzentrieren und zu zentrieren.

Perikard 6 (PE 6)

Der Punkt befindet sich in der Mitte auf der Innenseite des Unterarms drei Fingerbreit über der Handgelenksfalte. Legen Sie die drei mittleren Finger der anderen Hand an die Handgelenksfalte, und beugen Sie Ihr Handgelenk leicht. Sie können nun zwei Sehnen ertasten, in deren Mitte Perikard 6 liegt. Wenn Sie den Punkt kräftig drücken und ein dumpfes oder leicht pelziges Gefühl spüren, liegen Sie richtig. Perikard 6 wurde schon bei der Therapie des Holz- und des Feuer-Typs beschrieben. Seine breite Anwendbarkeit macht ihn auch für den Erde-Typ wertvoll. Besonders hilfreich ist er bei Appetitlosigkeit und Übelkeit.

Dabei wirkt er auch geistig-seelisch beruhigend und ausgleichend.

Nicht zuletzt hat sich dieser Punkt auch bei Schwangerschafts- und Reiseübelkeit bewährt!

Magen 40 (MA 40)

Magen 40 liegt unterhalb von Magen 36 an der Außenseite des Unterschenkels, etwa auf halber Höhe zwischen der Unterkante der Kniescheibe und dem Außenknöchel. Von der Schienbeinkante gehen Sie nun noch zwei Daumenbreit nach außen, dann haben Sie Magen 40 lokalisiert. Auch hier dürfen Sie wieder mit beiden Daumen kräftig drücken, zweimal täglich für 10 Minuten.

Die Stärke dieses Punktes liegt darin, dass er sowohl die Mitte stützt als auch Belastungen – also »Schleim« und »Trübes« – umwandelt. So ist Magen 40 besonders

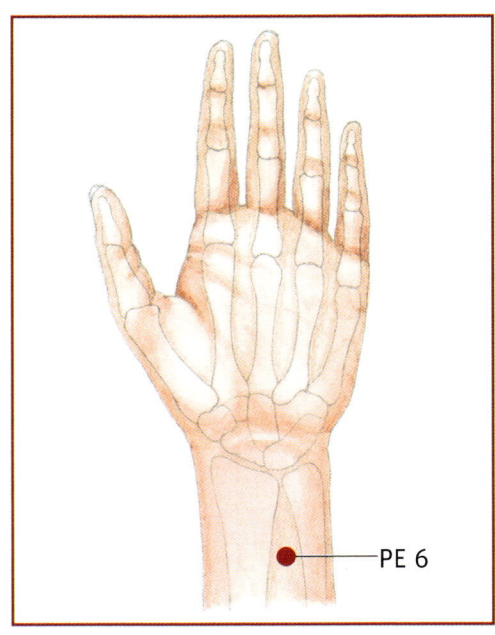

PE 6

geeignet, wenn Sie unter Schweregefühl des Körpers, schwerem Kopf sowie Benommenheit und Schwindel leiden. Dieser Akupressurpunkt lässt sich dabei sehr gut mit Perikard 6 und Magen 36 kombinieren.

Zudem unterstützt Sie Magen 40 darin, Altes und Belastendes – auch festsitzenden Schleim – loszuwerden und umzuwandeln.

Milz 9 (MI 9)

Milz 9 ist einer der wirksamsten Punkte, um die umwandelnde und klärende Milzenergie zu unterstützen. Sie finden den Punkt auf der Innenseite des Unterschenkels, direkt unter dem Knie. Fahren Sie von unten die Innenseite Ihres Schienbeins entlang nach oben, dann gelangen Sie unterhalb des Knies an eine Delle, an der es nicht mehr weitergeht. Die Stelle

ist oft recht empfindlich. Beginnen Sie den Punkt sanft zu drücken, und steigern Sie die Intensität, sobald der Schmerz nachlässt. Anwendung nach Bedarf, aber mindestens 10 Minuten täglich.

Ernährung

Das A und O der Wandlungsphase Erde ist die richtige Ernährung. Eine der grundlegendsten Empfehlungen lautet: Alle Nahrung soll erwärmt sein! Sie erleichtern damit Ihrem »Verdauungsfeuer« die Arbeit. Durch Kochen, Dünsten, Pfannenrühren wird Ihre Nahrung gewissermaßen »mittiger«, das heißt besser aufgeschlossen und somit leichter verträglich. So beugen Sie der beschriebenen Überforderung der Kraft Ihrer Mitte wirksam vor, und die Verdauung kann die in der Nahrung enthaltenen Energien

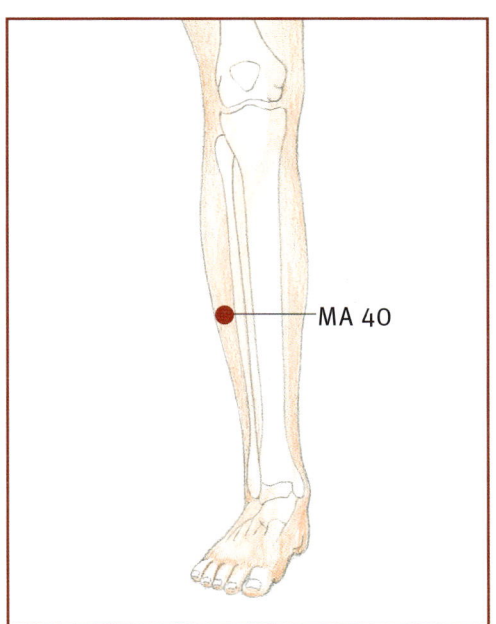

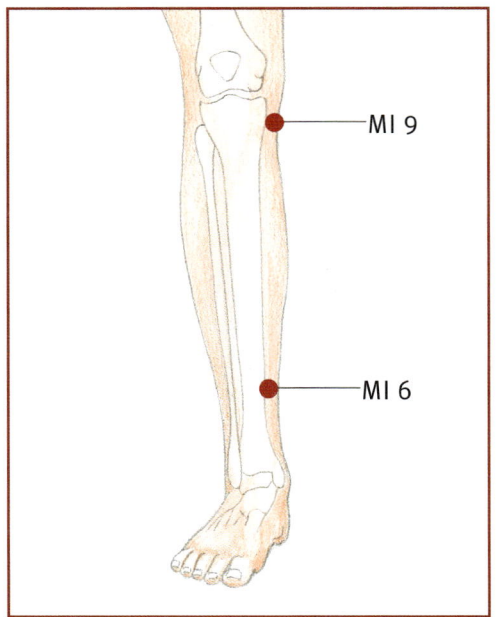

bestens aufschließen und dem Körper zur Verfügung stellen. Umgekehrt heißt dies: Essen Sie möglichst wenig Kaltes und Rohes. Die Chinesische Medizin lehnt Rohkost als schädlich ab. Sie dürfen sich aber gern einen Salat oder ein wenig Rohkost erlauben, wenn Sie gleichzeitig Ihrem Bauch etwas Warmes zuführen. Der Beilagensalat ist also in Ordnung, oder eine kleine Portion Rohkost in Verbindung mit einer warmen Suppe zuvor. Aber eine große Portion Salat als alleinige Mahlzeit, wie es beim Abnehmen häufig gemacht wird, ist genau der falsche Weg! Das Element Erde will gewärmt, gestützt werden. Das Qi aus Getreide ist dabei am wichtigsten, und das in praktisch jeder Form (mit Ausnahme von Weißmehl). Besonders geschätzt in der Chinesischen Medizin sind gekochte Getreidebreie, die wir hier als Porridge bezeichnen. Das klingt zunächst nur mäßig verlockend, der Trick liegt aber in der richtigen Zubereitung: Die Getreidebreie selbst haben wenig Geschmack, doch Sie können sie ganz nach Ihren Vorlieben zubereiten und salzig oder süß abschmecken. Lassen Sie Ihrer Kreativität freien Lauf! Ein Grundrezept für Porridge finden Sie in der Einführung zur Therapie der Elemente (siehe Seite 83 f.) und einige Vorschläge für Variationen in den Rezeptvorschlägen der jeweiligen Elemente. Damit die Mitte richtig Schwung bekommt, empfiehlt die Chinesische Medizin, einen solchen Brei morgens als Frühstück warm zu sich zu nehmen. Sie werden überrascht sein, wie viel Energie Ihnen diese Art des Frühstücks für Ihren Tag geben kann. Für uns Westler ist es

eine Umstellung, aber es lohnt sich! Ebenso wie Getreidebrei kräftigen auch Kartoffeln das Erd-Element. Sie sind eine hervorragende Beilage, aber auch als Hauptmahlzeit wärmstens zu empfehlen. Ebenso sind Möhren und Kürbis mit ihrer gelben Farbe ausgesprochene Unterstützer des Erde-Elements. Ein Möhrensüppchen hilft zum Beispiel sehr gut bei Durchfall und Bauchbeschwerden, bei Kindern wie bei Erwachsenen.

Möhrensuppe für die schwache Mitte

Setzen Sie kleingeschnittene Möhren mit Wasser oder einer leichten Brühe an, und lassen Sie alles mindestens 2 (!) Stunden bei niedriger Hitze kochen, dabei von Zeit zu Zeit umrühren und eventuell etwas Wasser nachgießen. Je nach Geschmack mit etwas Ingwer oder Muskat würzen.
Die Suppe hilft, die Verdauung zu harmonisieren und weichen Stuhl sowie Durchfall zu heilen.

Mittenstützende Kürbissuppe mit Kartoffeln, Möhren und Ingwer

Zutaten
1 Zwiebel, 30 g Ingwer
300 g Hokkaidokürbis
2 große Kartoffeln, 3 Möhren, Öl
1/2 l Hühnerbrühe, 1/8 l Weißwein
6 Kaffir-Zitronenblätter
Etwas Thaibasilikum
1/4 l Kokosmilch
1 Limette (unbehandelt)
Salz, 1 Prise Cayennepfeffer
1 Prise Curry

1. Zwiebel und Ingwer schälen und fein hacken. Kürbis, Kartoffeln und Möhren schälen und klein schneiden. Das Öl erhitzen und die Zwiebeln darin glasig werden lassen. Dann Kürbis, Kartoffeln, Möhren und Ingwer zugeben und mitbraten.

2. Hühnerbrühe und Weißwein angießen und die Flüssigkeit einkochen lassen. Zitronenblätter und Thaibasilikum zugeben und mit der Kokosmilch auffüllen.

3. Von der Limette etwas Schale abreiben und die Limette auspressen. Limettenschale und Saft nach Geschmack zum Gemüse geben, alles mit Salz, Cayennepfeffer und Curry würzen. – Wer mag, kann die Suppe vor dem Servieren pürieren.

Info: Diese leckere Suppe stützt und wärmt wunderbar die Mitte. Kürbis, Kartoffeln und Möhren sind alles Nahrungsmittel, die dem Element Erde gut tun. Ingwer hilft dabei und sorgt zusammen mit Curry und Cayenne für die Erwärmung des Verdauungsfeuers. Die Mengenangaben gelten für vier Personen.

Tipp: Wenn Sie die fernöstliche Geschmacksnote nicht so sehr mögen, lassen Sie die Gewürze und die Kokosmilch weg. Nehmen Sie dann entsprechend mehr Hühner- oder Gemüsebrühe, und würzen Sie mit westlichen Kräutern und Gewürzen (z. B. Rosmarin, Muskat etc.).

Trockenfrüchte

Getrocknete Datteln, Feigen und Aprikosen sind prima kräftigende Nahrungsmittel für die Mitte. Sie eignen sich als Snack für zwischendurch, und wenn Sie unter Süßhunger leiden, sind sie ein idealer Ersatz für Schokolade.

Porridge mit Osmanthusblüten

Zutaten
50 g weißer geschälter Reis
3 g Osmanthusblüten
Brauner Zucker nach Belieben

1. Den Porridge nach dem Grundrezept auf Seite 83 f. zubereiten.

2. Zum Schluss Osmanthusblüten und Zucker unterrühren.

Info: Dieser Porridge stützt die Wandlungsphase Erde und »hellt das Shen auf«, kann also durch die Kräftigung der Erde depressive Verstimmungen beseitigen helfen.

Tipp: Die kleinen, leicht nach Pfirsich duftenden Osmanthusblüten geben diesem Gericht eine besondere Note. Sie bekommen die Blüten in Asialäden oder in spezialisierten Teehäusern.

Heilkräuter und Tees

Intensive und scharfe Gewürze sind die Hauptzutaten der Tees für den Erde-Typ. Sie klären und kräftigen die Mitte.

Ingwer und Ingwertee

Ingwer ist bei den Chinesen seit alters her sowohl ein Gewürz als auch ein Heilmittel für die Mitte. Milde wärmend und die Mitte regulierend, hilft Ingwer dem Körper, die Verdauung anzuregen, Essen verdaulich zu machen und Giftstoffe auszuleiten. Wenn Sie also asiatische Zubereitungen und milde Schärfe mögen, sollten sie immer auch etwas Ingwer in Ihren Gerichten verwenden. Ihre Mitte wird es Ihnen danken!

Ingwertee ist gut geeignet als Getränk für zwischendurch, um die Erde zu stärken. Er hilft außerdem bei Übelkeit und Schwangerschaftserbrechen. Auch wenn eine Erkältung im Anmarsch ist, trinken Sie am besten reichlich Ingwertee und legen sich dann zum Schwitzen ins Bett.

Gewürztee

Für den blassen und geschwächten Erde-Typ und bei vermindertem Appetit ist Indischer Gewürztee als Getränk hilfreich. Im Handel sind fertige Mischungen als Yogitee® erhältlich, sowohl mit als auch ohne schwarzen Tee. Suchen Sie sich aus, was Ihnen schmeckt. Trinken Sie den Tee aber ohne Milch, um die Mitte nicht zusätzlich zu belasten. Ein Schuss Sahne zum Verfeinern ist erlaubt.

Qi-Tee

Zutaten
1 g Ginseng (Radix Ginseng)
3 g Tragantwurzel (Radix Astragali)
1 g Süßholzwurzel
(Radix Glycyrrhizae)

1. Die zerkleinerten Heilkräuter in einen Topf geben und mit 1/4 Liter Wasser zum Kochen bringen. Ungefähr 10 Minuten leise köcheln lassen, dann vom Herd nehmen und weitere 10 Minuten ziehen lassen.

2. Den Tee abseihen und je eine Hälfte morgens und abends trinken.

Tipp: Da die Kräuter sehr ergiebig sind, können Sie die Mischung auch ein zweites Mal verwenden.

Info: Dieser Tee ist eine mächtige Ergänzung für das Qi und kräftigt die Erd-Energie. Seien Sie daher vorsichtig damit, wenn Sie zu Spannungskopfschmerzen und Migräne neigen. Bei hohem Blutdruck darf er gar nicht getrunken werden.

Kräuterpaste für eine schwache Mitte und Magenschmerzen

Zutaten
30 g frischer Ingwer
50 g brauner Zucker
50 g getrockneter (chinesischer) Kardamom (Fructus Amomi xanthioidis)
Etwas Sherry

1. Ingwer schälen und möglichst klein schneiden. Alle Zutaten in einen Mörser oder Mixer geben und so lange zerkleinern, bis eine Paste entsteht. Wird die Mischung zu trocken, fügen Sie etwas Sherry hinzu.

2. Die fertige Mischung in ein ver-
schließbares Gefäß füllen und im
Kühlschrank aufbewahren, dort hält
sie sich einige Zeit. Bei Bedarf nehmen
Sie 2 Esslöffel ab, übergießen sie mit
einer Tasse heißem Wasser und trinken das Ganze.

Info: Diese Paste ist ein wohlriechendes
und magenstärkendes Mittel, das die
Erd-Energie stabilisiert sowie Übelkeit
und Bauchschmerzen lindert. Sie ist
sowohl für Schwäche in der Mitte
geeignet wie auch bei Belastung mit
Trübem.

Meditation und Qigong

Mit einfachen Übungen können Sie sich
geistig zentrieren und Kraft in Ihre Mitte
lenken.

Achtsamkeitsgehen

Diese Betrachtung ist einfach und ungeheuer wirksam, um lästiges Gedanken-
kreisen zum Abklingen zu bringen.
Gehen Sie in den Wald oder in einen
Park und machen Sie einen Spaziergang.
Achten Sie darauf, wie sich der Boden
unter Ihren Füßen anfühlt. Ist der Untergrund steinig, oder ist es weicher, welliger

Klassisches Heilkräuterrezept

Die Chinesische Medizin legt großen
Wert auf eine stabile Mitte, die frische
Energie in ausreichendem und geklär-
tem Maß zur Verfügung stellt. Die
folgende alte, bewährte Rezeptur
stützt das Qi der Mitte und gibt den
Selbstheilungskräften neuen Schwung.
(Zur Anwendung siehe Kasten auf
Seite 85.)

**Dekokt, das die Energien der Mitte
ergänzt und das Qi vermehrt**

9 g Glockenwindenwurzel
(Radix Codonopsis)
9 g Atractylodiswurzel
(Rhizoma Atractylodis
macrocephalae)

3 g Süßholzwurzel
(Radix Glycyrrhizae)
9 g Chinesische Engelwurz
(Radix Angelicae sinensis)
6 g Tangerinenschale
(Citri reticulatae pericarpium)
12 g Tragantwurzel (Radix Astragali)
3 g Silberkerzenwurzel
(Rhizoma Cimicifugae)
3 g Hasenohrwurzel (Radix Bupleuri)

Durch das Zusammenspiel mehrerer
Arzneimittel, die eine vergleichbare Qi-
ergänzende Wirkung haben (Glockenwinde, Tragant- und Atractylodiswurzel), und verstärkt durch weitere
Arzneien (z. B. Poria, Silberkerze und
Hasenohr), wird der Effekt gesteigert.

Wiesenboden? Ist er hart oder elastisch federnd? Halten Sie diesen Kontakt zum Boden, zur Erde während Ihres gesamten Spaziergangs aufrecht. Es macht nichts, wenn Sie das nicht durchgehend schaffen und Sie von anderen Gedanken abgelenkt wurden. Kehren Sie einfach wieder zurück, spüren Sie wieder, wie Ihre Füße sich beim Gehen bewegen, wie der Kontakt ist, wie der Untergrund sich anfühlt. Haben Sie den Kontakt hergestellt, beginnen Sie auch auf Ihre Umgebung zu achten. Nehmen Sie bewusst die Bäume wahr, das Spiel von Licht und Schatten, das Sie in den Bäumen, Sträuchern, auf dem Boden sehen, den Vogel, der vorbeifliegt. Sie spüren den Boden unter Ihren Füßen, und Ihre ganze Aufmerksamkeit ist im Hier und Jetzt.

Nach einer vorher festgesetzten Zeit, wie zum Beispiel einer halben Stunde, beenden Sie Ihr Achtsamkeitsgehen. Spüren Sie nach, wie es Ihnen nun geht, und fühlen Sie den Unterschied.

Qigong – Energievisualisierung

Die folgende Übung ist wunderbar, um Ihre Energie aufzubauen. Wenn Sie regelmäßig eine Form der Meditation oder Entspannung praktizieren, dann können Sie diese Visualisierung am Ende Ihrer persönlichen Meditation machen. Visualisieren Sie einen leuchtenden Ball aus kraftvoller Energie zwischen Ihren Händen, wie eine kleine, strahlende und wärmende Sonne. Halten Sie den Ball vor Ihren Bauch, und lassen Sie ihn dann langsam in Ihren Bauch gleiten. Fühlen Sie seine Wärme und das wohlige Kribbeln in Ihrem Bauch. Am Ende liegen

Ihre Hände übereinandergefaltet auf Ihrem Bauchnabel, bei Männern die rechte Hand über der linken, bei Frauen umgekehrt.

Alle Arten des Qigong bauen das Qi auf und regulieren den Fluss der Lebensenergie. Daher sind alle Qigong-Übungen (auch alle, die in diesem Buch zu finden sind) für die Wandlungsphase Erde zu empfehlen.

Tipps für die Seele

Aktiv werden, Entscheidungen treffen, geerdet und im Hier und Jetzt sein – das sind die Themen des Erde-Typen. Dazu finden Sie hier ein paar einfache Übungen.

Wut bezwingt Sorge

Wenn Sie sich sorgen, vor sich hin grübeln und unfähig sind, zu einem Schluss, zu einem Entschluss zu kommen, dann nutzen Sie die Macht des Kontrollzyklus der fünf Elemente. Hier sehen Sie, dass die Kraft des Holzes die Erde kontrollieren kann. Wut (Holz) kann demnach Sorgen und Grübeln (Erde) in die Schranken weisen. Wenn sie also in der Sorge festhängen, entwickeln Sie Wut! Dabei ist diese »Wut« im Sinne der Energieentfaltung zu verstehen, die so typisch für die Wandlungsphase Holz ist: Brechen sie das Grübeln ab, und werden Sie aktiv. Hauen Sie mit der Faust auf den Tisch, und sagen Sie zu sich: »Es reicht!« Dann treffen Sie eine Entscheidung und handeln danach.

Wenn Sie wirklich keine Entscheidung treffen können, ist das in Ordnung. Nur: Werden Sie sich dessen bewusst, und

unternehmen Sie dann zumindest etwas, um diesen Zustand zu überwinden! Suchen Sie Rat, vertrauen Sie sich Ihrem besten Freund an. Er wird Ihnen beistehen, und wenn er ein wirklich guter Freund ist, wird er Sie in Ihrer Entschlussfassung unterstützen, ohne zu sehr auf Sie einzuwirken. So werden Sie Stück für Stück wieder handlungsfähig und durchbrechen die Depression und die Abwärtsspirale des endlosen Grübelns. Sie werden überrascht sein, wie schnell Sie aus dem Sorgenschlamassel herauskommen.

Buch der Entscheidungen

Der Erde-Typ neigt, wie wir gesehen haben, zu energetischer Erschöpfung, Burn-out und Depression. Diese Menschen fühlen sich oft überfordert von ihren Pflichten und der Fülle an Entscheidungen, die zu treffen sind. Sie schuften den ganzen Tag und sind abends unzufrieden, weil sie den Eindruck haben, sie hätten nichts geschafft. Für diesen Typ eignet sich ein Entscheidungsbuch. Kaufen Sie sich ein kleines Notizbuch, und notieren Sie eine Woche lang mittags und abends die Entscheidungen, die Sie an dem Tag bereits getroffen haben. Alle, auch scheinbar unwichtige Entscheidungen, sollten notiert werden. Anfangs werden Ihnen wahrscheinlich nur wenige einfallen, aber wenn Sie mit dem Aufschreiben beginnen, werden es immer mehr. Schließlich werden Sie erstaunt sein, wie viele Entscheidungen Sie am Ende des Tages getroffen haben. Es ist Ihre Erdenergie, die all das möglich gemacht hat. Sie sehen also, dass Ihre

Mitte zu einer enormen Leistung fähig ist – und dass Sie den ganzen Tag Erstaunliches vollbringen. Diese Notizen sollen Ihnen Mut und Zuversicht geben, denn Sie zeigen Ihnen Ihre Kraft und Fähigkeit klar auf.

Gehen Sie nun zum nächsten Schritt über: Nutzen Sie das Notizbuch, um Entscheidungen schneller zu treffen und durchzuhalten. Wenn Sie ein Problem beschäftigt, legen Sie zwei Spalten an: »Pro« und »Kontra«. Setzen Sie nun fest, wie lange Sie maximal für die Entscheidungsfindung brauchen wollen, beispielsweise eine halbe Stunde. Dann notieren Sie in jeder Spalte die wichtigsten Argumente, schauen sich die Argumente an, wägen kurz ab und treffen eine Entscheidung. Schreiben Sie diese Entscheidung in Ihr Notizbuch. Und nun handeln Sie! Wenn Sie Zweifel überkommen und Sie in Versuchung geraten, alles noch mal zu überdenken, sagen Sie »Stopp!« und lesen die festgelegte Entscheidung in Ihrem Notizbuch. So erlangen Sie nach und nach die Fähigkeit, in überschaubarer Zeit klare Entscheidungen zu treffen und diese dann auch konsequent durchzuhalten. Für Ihr Erd-Element ist dies ein enormer Fortschritt, denn nun muss Ihre Mitte nicht mehr so viel Energie für das Grübeln aufwenden, sondern Sie können die Kraft einsetzen, um Ihre Entscheidungen durchzusetzen.

Achtsamkeit im Jetzt

Das Prinzip der Achtsamkeit ist besonders für den Erde-Typ von großer Bedeutung, aber auch alle anderen Typen können ihr Leben damit sehr bereichern.

Wenn Ihre Seele durchhängt, Sie im Tal der dunklen Empfindungen festsitzen, dann nutzen Sie die Kraft des Hier und Jetzt. Entwickeln Sie Achtsamkeit für den Augenblick. Konzentrieren Sie sich mit aller Aufmerksamkeit und mit allen Sinnen auf das, was Sie gerade tun und wo Sie sich im Moment befinden. Sie lesen dieses Buch und sitzen dabei auf Ihrem Sofa? Schweifen Sie nicht ab, lesen Sie mit ganzer Aufmerksamkeit den Text und seien Sie voll dabei. Jetzt spüren Sie, wie Sie das Buch in Ihren Händen halten. Beobachten Sie, wie Sie mit einer Hand die Seiten umblättern, wie das Licht auf das Buch fällt. Spüren Sie die Form des Sofas, auf dem Sie sitzen, die Textur des Stoffes und die leichte Wärme. Spüren Sie die Stellen, an denen Ihr Rücken Kontakt mit der Lehne hat, etc. Achtung! Es geht hier nur um das Wahrnehmen, nicht um ein Bewerten. Beginnen Sie nicht, Ihre Empfindungen in »gut« oder »schlecht« einzuordnen.

Mit Hilfe der Achtsamkeit, dem Aufgehen im Jetzt, verschwinden Ihr Grübeln, Ihre Sorgen und in einem gewissen Maß auch Ihre dunklen Emotionen. Sie erhalten eine Pause, in der Sie sich erholen können und Abstand gewinnen.

Machen Sie auch die Übung »Atmen und Gehen«, die im Kapitel »Therapie des Holz-Typs« beschrieben ist (siehe Seite 97). Diese Achtsamkeitsübung ist für das Erd-Element ebenfalls sehr hilfreich.

Die eigene Mitte finden

Menschen vom Erde-Typ neigen dazu, in Extreme zu verfallen. Als sehr gesellige Menschen lenken Sie sich entweder permanent durch Ausgehen und Zusammensein mit anderen Menschen ab. Oder sie ziehen sich in den Nebel ihrer Sorgen und Emotionen zurück.

Doch es ist wichtig, dass der Erde-Typ im wahrsten Sinne seine eigene Mitte findet und lernt, in ihr zu ruhen. Wir empfehlen Ihnen daher, jeden Tag eine bestimmte Zeit zu reservieren, in der Sie nur mit sich sind. Fernsehen und ähnliche Ablenkungen lassen Sie bewusst weg. Genießen Sie Ihre eigene Gesellschaft. Feiern Sie die Momente der Ruhe, lümmeln Sie auf der Couch und genießen Sie das Nichtstun. Auf diese Weise schaffen Sie eine Balance zwischen Arbeit und Entspannung, zwischen Entscheiden und Nichtstun, die in unserer heutigen Zeit so schwer zu finden ist.

Dabei üben Sie nebenbei auch die Selbst-Fürsorge. Erde-Typen sind sehr fürsorgliche und warmherzige Menschen – anderen gegenüber. Das ist eine wunderbare Eigenschaft, aber sie vergessen darüber leicht, für sich selbst zu sorgen. Die bewusst gewählte und verbrachte »Zeit mit sich« ist ein wichtiger Schritt dazu.

Sich erden

Als Erde-Typ tendieren Sie zu einer gewissen Kopflastigkeit, Ihr Denken bestimmt Sie, und der Kontakt zu Ihren Gefühlen und zu Ihrem Herzen kann manchmal abreißen. Beginnen Sie damit, dass Sie sich bewusst erden und mit Ihrem Körper im wahrsten Sinn des Wortes den Kontakt mit dem Boden, dem Element Erde aufnehmen. Wenn Sie einen eigenen Garten besitzen, dann zelebrieren Sie Gartenarbeit. Graben Sie ein

Beet auch mal bewusst mit blanken Händen um, und wühlen Sie mit Genuss im Boden. Wenn Sie mögen, können Sie sich gleichzeitig vorstellen, wie alle Ihre Sorgen und Nöte in die Erde abfließen und sich darin auflösen. Nennen Sie keinen Garten Ihr Eigen, dann schlagen Sie im Kapitel »Therapie des Wasser-Typs«

Grundsätzliche Empfehlungen für den Erde-Typ

Zu vermeiden

- **Fasten** ist nach Ansicht der TCM problematisch. Denn dem Körper fehlt dann die wärmende, stützende Qualität der Nahrung, und es wird zu wenig Energie für den Alltag bereitgestellt. Wenn Sie dennoch unbedingt fasten wollen, dann bitte nur unter ärztlicher Anleitung, am besten unter Aufsicht eines TCM-Arztes. Er kann sofort die Anzeichen erkennen, die auf eine Schädigung des Erd-Elements hinweisen und korrigierend eingreifen. All dies gilt ganz besonders für den blassen, energieschwachen Erde-Typ! Die festen, kompakten Menschen des Erde-Typs sind diejenigen, die unter den beschriebenen Vorsichtsmaßnahmen aus einer kleinen Fastenkur Nutzen ziehen können.
- **Fettes und Kaltes, schwer Verdauliches, Milch und Käse.** Alle diese Nahrungsmittel belasten die Mitte und schwächen somit langfristig das Qi, was die Entstehung von Erschöpfung und Burn-out begünstigt.
- **Süßes** sollten Sie nur in ganz geringen Mengen essen. Denn Süßigkeiten schwächen Ihre Mitte und erzeugen belastende Feuchtigkeit. Ein Stück Schokolade ist Ihnen herzlich gegönnt, aber essen Sie nicht die ganze Tafel.
- **Abendliches Fernsehen.** Nach einem langen Arbeitstag schalten Sie bitte nicht den Fernseher ein. Sie rauben Ihrer Mitte damit die Möglichkeit, auf Erholung und Verarbeitung umzuschalten. Stattdessen rieseln wieder ungefiltert neue Eindrücke auf Ihre Mitte ein, die sie nun auch noch bearbeiten und »verdauen« muss. Machen Sie lieber einen Spaziergang!

Zu empfehlen

- **Zelebrieren Sie Ihre Mahlzeiten.** Freuen Sie sich über die Zubereitung der Mahlzeiten, und genießen Sie in aller Ruhe. Regelmäßige Essenszeiten strukturieren den Tag und helfen Ihnen, einen gesunden Wechsel von Arbeit und Erholung zu finden.
- **Warme Mahlzeiten** aus guten Nahrungsmitteln, die die Wandlungsphase Erde stützen.
- **Toleranz und fürsorglicher Umgang** – mit Ihren Mitmenschen und mit Ihnen selbst.

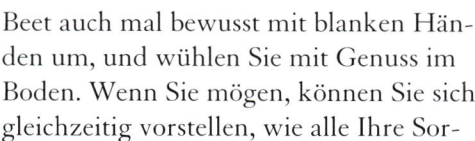

nach und machen die dort beschriebene zweite Unterstützungsmeditation (siehe Seite 137). Gehen Sie in die Natur, legen Sie sich auf den Boden und erfahren Sie die kraftvolle Energie der Erde!

Kombination Feuer-Typ und Erde-Typ

Wenn das Erd-Element lange Zeit überfordert wird und bereits deutliche Erschöpfung besteht, kann es sein, dass neben dem Element Erde auch das Feuer geschwächt wird. Denn die Erde versucht, sich über den Zyklus der Hervorbringung so lange wie möglich Energie »zu leihen«. Wir erinnern uns: Feuer nährt und erzeugt die Wandlungsphase Erde.

Bei diesen Menschen kommt es dann neben den beschriebenen Symptomen eines überlasteten Erd-Elements vor allen Dingen zu Blässe, ausgeprägten Schlafstörungen und Herzklopfen. Die Seele schwankt dann oft zwischen Unruhe und Depression.

Menschen, die unter dieser Kombination leiden, sollten die Tipps beider Elemente befolgen und insbesondere sehr auf einen geregelten Wechsel von Arbeit und Erholung achten, um weiterer Erschöpfung vorzubeugen.

Zusätzlich ist speziell für diese Kombination das »Dekokt für ein starkes Herz und einen ruhigen Geist« oft sehr hilfreich (siehe Kasten). Beachten Sie jedoch die Hinweise zur Anwendung der klassischen TCM-Rezepte auf Seite 85.

Dekokt für ein starkes Herz und einen ruhigen Geist

9 g Glockenwindenwurzel
(Radix Codonopsis)
9 g Tragantwurzel (Radix Astragali)
9 g Atractylodiswurzel
(Rhizoma Atractylodis macrocephalae)
9 g Dattelkerne
(Semen Ziziphi spinosae)
6 g Longanfrüchte (Longan arillus)
1,5 g Aucklandiawurzel
(Radix Aucklandiae)
1,5 g Süßholzwurzel
(Radix Glycyrrhizae)
6 g Engelswurz
(Radix Angelicae sinensis)

9 g Poria
3 g Kreuzblumenwurzel
(Radix Polygalae)
3 Scheiben frischer Ingwer
(Rhizoma recens Zingiberis)
3 Stück Datteln (Fructus Jujubae)

»Dekokt, das in den Funktionskreis Milz einfließt« ist der klassische Name für diese gut verträgliche und sehr wirksame Rezeptur. Die ersten drei Zutaten stützen das Qi, die weiteren ergänzen Aspekte der Herzenergie und beruhigen das Shen (den Geist).

Therapie des Metall-Typs

Abschied nehmen ist das zentrale Thema der Seele im Element Metall. Menschen mit der meisten Energie in dieser Wandlungsphase fällt es oft besonders schwer, ein Ende zu finden – Menschen, Dinge, Lebensabschnitte gehen zu lassen. Sie halten fest und finden immer neue gute Gründe dafür. Daraus resultiert dann eine gewisse Traurigkeit.

Zu der Wandlungsphase Metall gehört die Lunge, und daraus ergibt sich eine weitere Zuordnung: Die Lebensenergie Qi, gleichsam der Lebensatem, der aus der Atmung entsteht und dann Meridiane und Körper durchströmt. Diese Energie zu kräftigen und in einem harmonischen Fluss zu halten, ist für den Metall-Typ das wichtigste Anliegen. Wenden Sie die folgenden Tipps regelmäßig an, und Sie werden erstaunliche Fortschritte machen!

Akupressur

Die wichtigsten Akupressurpunkte für die Wandlungsphase Metall liegen auf dem Lungenmeridian.

Lunge 7 (LU 7)

Den Akupressurpunkt Lunge 7 finden Sie, wenn Sie in Verlängerung Ihres Daumens seitlich am Arm ein ganz kleines Stück den Arm hochfahren; dann landen Sie in einer Kuhle zwischen Elle und Speiche. Oft ist der ganze Bereich druckempfindlich, und das ganze Gebiet ist als Lunge 7 wirksam. Für einen optimalen Effekt, sollten Sie hier bis auf den Kno-

chen massieren. Der anfängliche Schmerz lässt meist rasch nach und weicht einem dumpfen Druckgefühl. Lunge 7 ist hilfreich bei gedrückter Stimmung, innerlichem Rückzug und Traurigkeit. Er ist auch bewährt, um Husten zu lindern.

Lunge 9 (LU 9)

Dieser Punkt liegt in der Handgelenksfalte, in einer Vertiefung unterhalb des Daumens. Hier eignet sich die Klopfakupressur am besten. Nehmen Sie Zeige- oder Mittelfinger, und beklopfen Sie diesen Punkt täglich ca. 10 Minuten. Lunge 9 und der folgende Punkt Lunge 1 sind wichtige Stützungspunkte für die Lungenenergie und damit das Element Metall. Körperlich eignen sie sich für Husten und Energieschwäche im Metall. Seelisch können sie helfen, Traurigkeit und Resignation zu überwinden.

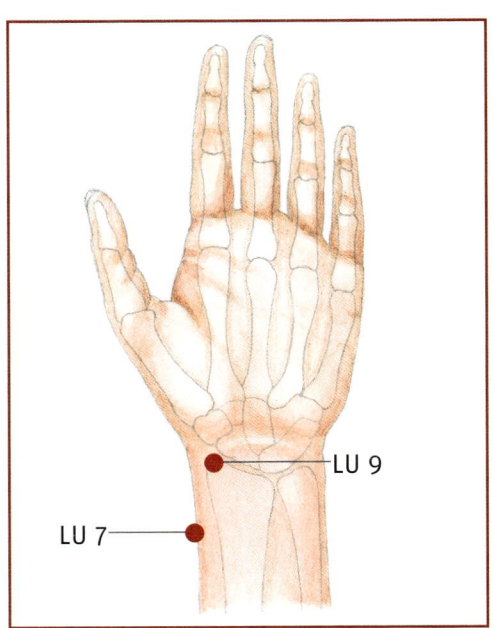

Lunge 1 (LU 1)

Dieser Punkt liegt drei Fingerbreit unterhalb des Schlüsselbeins im äußeren Brustbereich. Auch hier ist der gesamte Bereich unter dem Schlüsselbein eine wirksame und oftmals empfindliche Zone.

Wenn Sie unter alter, vielleicht auch verdrängter Traurigkeit leiden, dann können Sie diese Region (die Zwischenrippenmuskulatur) massieren. Möglicherweise kommen Sie dabei in Kontakt mit Ihrer Traurigkeit und fangen an zu weinen.

Nehmen Sie sich dafür Zeit, weinen Sie, denn diese Tränen sind oft lange aufgestaut. Mit ihnen kann sich auch der blockierte Energiefluss der Lunge (Element Metall) wieder lösen.

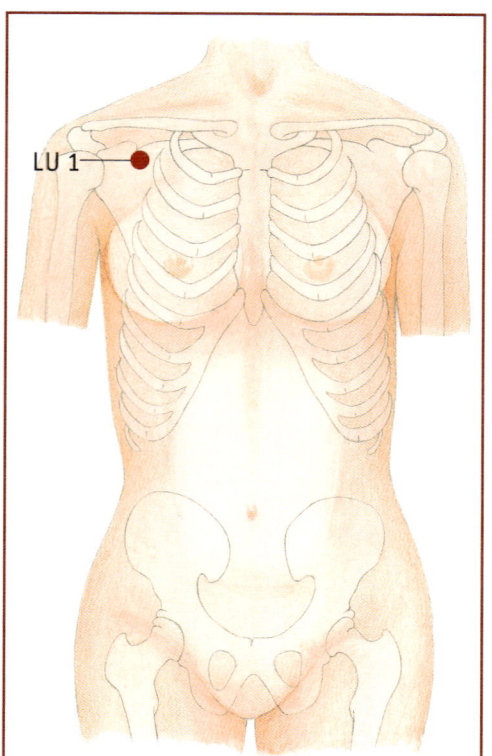

Dickdarm 4 (DI 4)

Der Punkt Dickdarm 4 befindet sich auf dem Handrücken zwischen Daumen und Zeigefinger. Am einfachsten finden Sie ihn, wenn Sie den Daumen abspreizen und den Daumen der anderen Hand im Endglied abwinkeln, er bildet dann einen »Haken«. Legen Sie diesen Haken an die Hautfalte zwischen Daumen und Zeigefinger, die Spitze weist dann genau auf Dickdarm 4.

Lunge und Dickdarm sind das Organpaar des Elements Metall, und so kann der Akupressurpunkt Dickdarm 4 helfen, das Element Metall zu kräftigen. Gleichzeitig ist er geeignet, Kopfschmerzen zu lindern und in Verbindung mit Leber 3 (siehe Seite 86) das Qi im gesamten Körper zu harmonisieren und zu befreien.

Ernährung

Reis ist für das Metall das bedeutendste Grundnahrungsmittel. Er ist in seiner Wirkung mild und gleichzeitig nachhaltig stützend und Energie spendend. Wenn Sie als Metall-Typ regelmäßig Reis als Beilage essen, kommen Sie auf lange

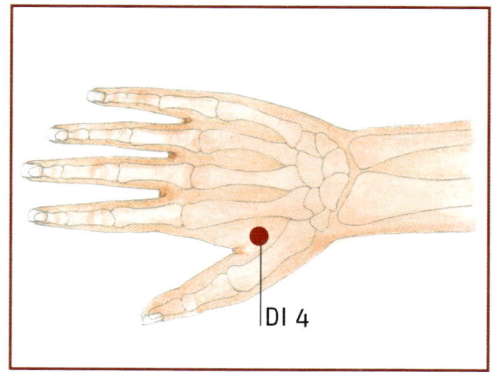

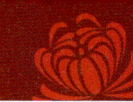

Sicht einen wichtigen Schritt voran. Der Reis wird Ihnen sanft und kontinuierlich kräftigendes Qi zuführen. Aber auch die anderen Nahrungsmittel, die Sie zu sich nehmen, erhalten durch Reis als Beilage einen Bezug zum Element Metall. Schärfe ist die Geschmacksrichtung, die dem Organ Lunge und damit dem Metall hilft. Sie kennen das sicher: Wenn Sie ein scharfes Curry oder ein Chiligericht essen, kommen Sie sofort leicht ins Schwitzen, und nach dem Essen verspüren Sie nicht das sonst übliche Völlegefühl. Schärfe öffnet die Poren und regt den Energiefluss im gesamten Köper an, und auch die Verdauung. Die Intensität und damit auch die Wirkung ist unterschiedlich. Wir raten Ihnen, eine eher milde Schärfe zu bevorzugen, da Sie so den Energiefluss in Bewegung bringen können, ohne ein Zuviel an Hitze zu erzeugen. Bei allzu viel Chili kann das Übermaß an Schärfe Ihr Qi zerstreuen und Sie schwächen.

Einen besonderen Bezug zum Metall haben auch Frühlingszwiebeln. Sie geben, salopp gesagt, einen guten »Meridianputzer« ab. So weiß man in der TCM, dass Frühlingszwiebeln die Meridiane frei machen und durchlässig halten. Verwenden Sie dazu nicht nur den weißen Anteil, sondern auch das Grün. Chinakohl ist das Gemüse der Wahl für den Metall-Typ. Er wirkt ähnlich wie Frühlingszwiebeln. Geben Sie Chinakohl Ihrem Wokgemüse am Schluss zu und braten ihn kurz mit. Bei beginnender Erkältung essen Sie gedünsteten Reis mit pfannengerührtem Chinakohl und frischem Ingwer, abgeschmeckt mit etwas Sojasauce. Dieses Gericht stärkt das Abwehr-Qi, öffnet die Poren und wärmt. Auf diese Weise werden Kälte und Wind – die »Erkältung« – beseitigt. Von den Obstsorten sind Birnen für das Metall-Element sehr hilfreich. Sie nähren das Metall und befeuchten auch. So sind sie besonders hilfreich bei trockenem Hals und Reizhusten. Dafür kochen Sie aus ungeschälten Birnen ein Kompott und essen zweimal täglich eine Portion. Mandeln können Sie vielseitig verwenden, um dem Metall Gutes zu tun. Als Mandelpulver sind Sie als Milchersatz und zum Anrühren und Verfeinern von Süßspeisen verwendbar, rohe Mandeln sind ein guter Lungen-Snack für zwischendurch.

Shrimps mit Schlangenbartwurzel

Zutaten
5 g Schlangenbartwurzel (Radix Ophiopogonis)
5 g chinesische Spargelwurzel (Radix Asparagi)
30 g chinesische Morcheln (getrocknet; ersatzweise 60–100 g frische Champignons)
100 g Bambussprossen (aus der Dose)
30 g Wasserkastanien (aus der Dose)
2 Selleriestangen
1 Bund Frühlingszwiebeln
1 Ei
Öl zum Braten
250 g Schweinehackfleisch
50 g küchenfertige Shrimps
Salz
Pfeffer

1. Schlangenbartwurzel und Spargelwurzel waschen und 1 Stunde einweichen. Anschließend klein schneiden.
   Die getrockneten Pilze ebenfalls einweichen. Bambussprossen und Wasserkastanien klein schneiden. Die
   Selleriestangen und die Frühlingszwiebeln waschen, putzen und hacken. Das Ei verquirlen.

2. Im Wok etwas Öl erhitzen, darin das
   Ei zum Rührei braten, herausnehmen
   und beiseitestellen.

3. Nun die Pilze zusammen mit dem
   Hackfleisch gut anbraten. Shrimps
   zufügen, alles unter Rühren garen,
   dann aus dem Wok nehmen und beiseitestellen.

4. Als Letztes Wasserkastanien, Schlan-
   genbart- und Spargelwurzel, Bambussprossen, Pilze und Frühlingszwiebeln
   in den Wok geben und anbraten.
   Dann die beiseitegestellten Zutaten
   wieder dazugeben und auch den Selle-
   rie untermischen. Mit Salz und Pfeffer
   würzen.

Info: Dieses Gericht ist sehr nährend für
das Metall-Element. Es soll Sorgen und
Unruhe vertreiben und auch Husten lindern.

Info: Die chinesischen Zutaten bekommen
Sie im Asiamarkt.

Tipp: Trinken Sie regelmäßig Tee aus je
5 Gramm Schlangenbart- und Spargelwurzel. Das macht die Haut strahlend.

Porridge mit Tragantwurzel

Zutaten
15 g Tragantwurzel (Radix Astragali)
50 g Reis

1. Die zerkleinerte Tragantwurzel mit
   ca. 100 Millilitern Wasser in einen
   Topf geben. Zum Kochen bringen
   und ca. 20 Minuten köcheln lassen.
   Abseihen und die Flüssigkeit beiseitestellen.

2. Den Reisporridge nach dem Grundrezept (siehe Seite 83 f.) mit 100 Millilitern weniger Flüssigkeit als dort
   beschrieben zubereiten. Den Kräutersud am Ende des Kochvorgangs zufügen. Morgens und abends jeweils eine
   Portion warm essen.

Info: Dieser Porridge hilft bei Energie-
mangel. Insbesondere für den Metall-
Typ, der auch in der Wandlungsphase
Erde eine Betonung hat, ist er ideal.
Tragantwurzel ist ein gutes Kräfti-
gungsmittel für das Qi von Lunge und
Milz (Metall und Erde). Tragant gibt
Kraft und hilft dabei, Zustände, die mit
Energiemangel einhergehen, zu über-
winden, wie zum Beispiel Erschöpfung,
Burn-out, Traurigkeit und Depression.

Porridge mit Lilienknollen

Zutaten
50 g Reis
10 g Lilienknollen (Bulbus Lilii)
Honig (oder brauner Zucker)

1. Aus Reis und Lilienknollen (die Sie mitessen können) nach dem Grundrezept (siehe Seite 83 f.) einen Porridge zubereiten.

2. Nach Geschmack Honig hinzufügen. Dreimal täglich eine Portion warm essen.

Info: Der Porridge mit Lilienknollen behandelt milde Energieschwäche, er ernährt außerdem das Yin der Lunge und beruhigt zusätzlich das Geistig-Seelische (Shen). Daher ist er hilfreich bei verschiedenen Symptomen des Metalls, die mit einer Unruhe des Shen wie Aufregung, Ängstlichkeit und Schlafproblemen einhergehen – wie etwa bei Traurigkeit und Rückzug, aber auch trockenem Husten.

Heilwein zur Stärkung des Metalls und der Seele

Zutaten
15 g Glockenwindenwurzel
(Radix Codonopsitis)
30 g Tragantwurzel (Radix Astragali)
30 g Reis, 30 g Osmanthusblüten
1 l Alkohol (mind. 40 %, z. B. Wodka, Cognac oder Branntwein)

1. Die Wurzeln zerkleinern und zusammen mit Reis und Osmanthusblüten in ein Gefäß geben.

2. Alles mit dem Alkohol übergießen, fest verschließen und die Mischung zwei Wochen an einem lichtgeschütz-ten Ort stehen lassen. In dieser Zeit die Flasche einmal täglich schütteln. Den Heilwein absеihen und in eine Flasche füllen.

3. Davon zweimal täglich 10 Milliliter einnehmen.

Info: Glockenwinde und Tragant, die Sie beide in Asienläden bekommen, stützen das Qi der Lunge (und auch das der Erde). Der Reis verstärkt die Wirkung auf das Element Metall, und die Osmanthusblüten ergänzen die Mischung mit ihrer Qi-regulierenden und seelisch harmonisierenden Komponente.

Heilkräuter und Tees

Die Rezepturen haben in erster Linie das Ziel, die Lungenenergie zu stärken.

Lungen-Tee

Zutaten
2 g amerikanischer (roter) Ginseng
(Panax quinquefolii)
3 g Schlangenbartwurzel
(Radix Ophiopogonis)

1. Die Heilkräuter zerkleinern und mit 1/4 Liter Wasser in einem Topf erhitzen. Kurz aufkochen lassen, dann vom Herd nehmen.

2. Den Tee 5 Minuten ziehen lassen, dann durch ein Sieb abgießen. Je eine Hälfte morgens und abends trinken.

Info: Der amerikanische Ginseng wirkt etwas milder und stützender auf die Lungenenergie als der chinesische Ginseng. Die Schlangenbartwurzel nährt ebenfalls das Lungen-Yin und beruhigt auch das Shen. Dieser Tee eignet sich bei genereller Schwäche im Metall mit Kurzatmigkeit, Erschöpfbarkeit, trockenem Mund und trockenem Husten wie auch trockener Haut. Er ist ebenfalls günstig bei Herzklopfen und unregel- mäßigem Herzschlag und kann auch die Seele beruhigen und stabilisieren.

Tipp: Wenn Sie keinen Ginseng bekommen, nehmen Sie stattdessen die doppelte Dosis Glockenwindenwurzel. Da die Kräuter sehr ergiebig sind, können Sie die Mischung auch ein zweites Mal verwenden – dazu einfach die Kräuter noch einmal mit heißem Wasser übergießen.

Klassisches Kräuterrezept

Für die Anwendung dieser bewährten klassischen Rezepturen zur Stärkung des Metall-Elements beachten Sie bitte den Kasten auf Seite 85.

Pulver gegen den Wind aus Jade
15 g Tragantwurzel (Astragali radix)
6 g Atractylodiswurzel (Atractylodis macrocephalae rhizoma)
6 g Saposhnikoviawurzel (Radix Saposhnikoviae)

Mit dieser blumigen Ausdrucksweise beschreibt die Chinesische Medizin eine Rezeptur, die gezielt die Abwehrenergie (den »Schutzschild«) im Element Metall kräftigt und so schädigenden Wind fernhalten kann. Daher wird sie als so wertvoll erachtet wie echte Jade. Sie wird eingesetzt bei Infektanfälligkeit, Abwehrschwäche und Aller- gien. Auf seelischer Ebene kann Sie unterstützend angewendet werden, um sehr sensiblen Metall-Typen zu einer besseren Abgrenzung zu verhelfen und mehr Schutz vor verletzenden Einflüssen zu gewähren.

Die vier Edlen
9 g Glockenwindenwurzel (Radix Codonopsis)
9 g Atractylodiswurzel (Rhizoma Atractylodis macrocephalae)
9 g Poriapilz (Fuling)
3 g Süßholzwurzel (Radix Glycyrrhizae)

Diese »vier Edlen« kräftigen das Qi der Lunge und sind ein generelles Qi-Tonikum. Bei Kurzatmigkeit, Schweiß und Erschöpfung kann diese Rezeptur erfolgreich eingesetzt werden.

Mandel-Birne-Apfel-Shake

Zutaten
1 säuerlicher Apfel
1 Birne
2 TL Mandelpulver

1. Apfel und Birne schälen, vierteln und entkernen.

2. Obststücke mit dem Mandelpulver in einen Mixer geben. 200 Milliliter Wasser zufügen und mixen. Gekühlt servieren.

Info: Dieser Shake erfrischt an heißen Tagen. Er nährt und befeuchtet die Lunge und die Haut.

Atmen und Qigong

Inzwischen haben Sie sicher eine Vorstellung davon, wie die Wandlungsphase Metall, die Lungen, das Qi und der Atem eine untrennbare Einheit bilden. Aufgrund dieses engen Zusammenspiels sind alle Übungen mit Atmung und rhythmischer Bewegung – idealerweise an der frischen Luft – für den Metall-Typ geeignet. Gehen Sie daher so oft wie möglich nach draußen in die Natur, und genießen Sie die frische Luft. Saugen Sie die lebenspendende Frische bewusst durch die Nase ein, spüren Sie, wie sich Ihre Lunge mit Kraft und Vitalität füllt, und lassen Sie alles Verbrauchte und Schädliche beim Ausatmen entweichen. Lassen Sie alles los, und geben Sie es mit entspanntem Ausatmen ab. Suchen Sie darüber hinaus für sich eine oder mehrere Atem-übungen, die Ihnen guttun. Das können Bestandteile des Yoga sein oder andere, die Sie sich aussuchen. Im Handel finden Sie zahlreiche Anleitungen in Büchern oder auf CD.

Wechselseitige Nasenatmung

Als Einstieg können Sie die aus dem Yoga bekannte Wechselseitige Nasenatmung praktizieren:

■ Setzen Sie sich aufrecht und entspannt hin. Nun halten Sie mit dem Zeigefinger das linke Nasenloch zu und atmen durch das rechte Nasenloch tief ein. Wenn Sie voll eingeatmet haben, halten Sie mit dem Daumen das rechte Nasenloch zu und atmen durch das linke aus.

■ Danach atmen Sie durch das linke Nasenloch wieder ein. Jetzt wechseln Sie wieder und atmen durch das rechte Nasenloch aus. Auf diese Weise atmen Sie weiter und wechseln immer das Nasenloch beim Ausatmen.

Atmen Sie tief und gleichmäßig, das Ein- und Ausatmen sollte jeweils gleich lange dauern. Um dies zu kontrollieren, ist es hilfreich, dabei langsam zu zählen. Diese Atemübung befreit die Nase und verbindet beide Gehirnhälften. Sie bringt schnell frischen Sauerstoff und Qi in den Körper, entspannt, erfrischt und beruhigt die Nerven. Auch alle Arten von Bewegung, die mit einer tiefen, rhythmischen Atmung einhergehen, sind für die Lungenenergie sinnvoll. Das Spektrum an Möglichkeiten ist groß und reicht von Joggen oder Walken über Schwimmen, bis zu Taiji, Qigong und Yoga. Schnellkraftsportarten wie Tennis oder Fußball sind allerdings nicht ganz so günstig.

Den Brustkorb weiten

Mit der folgenden Qigong-Übung weiten Sie Ihren Brustkorb und entfalten Ihre Lungen, damit Sie besser frisches Qi aufnehmen können. Die sanfte Dehnung hilft zudem, angesammelte Spannungen und Blockaden zu lösen.

Gehen Sie an die frische Luft. Stellen Sie sich entspannt hin, und heben Sie Ihre locker gestreckten Arme vor dem Körper bis auf Schulterhöhe an. Öffnen Sie nun die Arme zur Seite und drehen Sie gleichzeitig die Handflächen nach oben. Mit einer tiefen Einatmung machen Sie jetzt einen Schritt nach vorn und ziehen die Arme und die Schultern leicht nach hinten. Dabei spüren Sie, wie der Brustkorb sich füllt und durch die Armbewegung eine angenehme Dehnung entsteht. Atmen Sie entspannt aus, und gehen Sie zurück in die Ausgangsposition. Nun wiederholen Sie das Ganze und gehen dabei mit dem anderen Bein einen Schritt nach vorne.

Tipps für die Seele

Metall-Typen müssen lernen, loszulassen, aber auch Grenzen zu setzen. Ein positiver Blick auf die Dinge kann ihnen dabei helfen.

Freude beseitigt Trauer

Aus dem Kontrollzyklus der fünf Elemente wird ersichtlich, dass Feuer (Freude) Metall (Trauer) überwindet, was uns auf Anhieb einleuchtet. Von allen Ratschlägen, die das »Huangdi Neijing« zur Behandlung der Emotionen gibt, hilft dieser Ihnen vielleicht am meisten. Auch in unserem Kulturkreis gibt es zahlreiche Berichte von Menschen, die ihre Depression oder eine schwere Erkrankung mit der Kraft der Freude und des Lachens besiegten.

Machen Sie es sich zur Gewohnheit, jeden Tag mit einem Lachen zu beginnen. Wenn Sie es anfangs nicht selbst hinkriegen, dann helfen Ihnen kleine Filme weiter, die Sie im Internet finden (z. B. Lachyoga oder was immer Sie zum Lachen bringt). Auch Klassiker von Laurel und Hardy oder den Marx Brothers sind bewährt erheiternd. Noch besser ist es, wenn Sie sich eine kleine filmische Lach-Apotheke für alle Fälle zusammenstellen – und Sie dann einen Videoabend mit viel Lachen gemeinsam mit Ihren Freunden verbringen.

Empfindsamkeit statt Empfindlichkeit – Sehnsucht und Erfüllung

Metall-Typen sind oftmals sehr sensible und dünnhäutige Menschen. Sie können so durchlässig und »grenzen-los« sein, dass sie sich für andere aufopfern und ihnen alles »unter die Haut« geht. Wenn Sie solche Momente auch von sich kennen, ist es wichtig, dass Sie Ihre Schwingungsfähigkeit als ein Geschenk wertschätzen. Doch Sie müssen auch die Grenze finden zwischen einer übermäßigen Empfindlichkeit, die Ihnen Kraft raubt, und einer mitschwingenden Einfühlsamkeit. Mit-Fühlen ist eine wahrlich großartige Eigenschaft, aber sie darf nicht zu einem Mit-Leiden werden.

Es wird Ihnen helfen, wenn Sie Ihre Meinungen und Bewertungen über die

Ereignisse in Ihrem Leben stets achtsam prüfen. Ob etwas positive oder negative Auswirkungen hat, zeigt sich oft erst nach einer gewissen Zeit. Loslassen und Annehmen sind erlernbar. Der Lohn ist eine runde und gereifte Persönlichkeit.

Die Seele kann durch dieses Loslassen einem tiefen Wunsch, einer langgehegten Sehnsucht ein Stück näher kommen: den Sinn des Lebens und die Erfüllung ihrer Existenz zu finden.

Grundsätzliche Ratschläge für den Metall-Typ

Zu vermeiden

- **Trockenheit** schädigt das Element Metall. Wenn es sich einrichten lässt, meiden Sie Klimaanlagen und sehr trockene Umgebung. Gute Luftbefeuchter können für Abhilfe sorgen.
- **Sehr scharfe Speisen** im Übermaß schädigen das Metall und zerstreuen das Qi.
- **Zugluft** sollten Sie möglichst meiden, kleiden Sie sich den Jahreszeiten entsprechend. Ihr Abwehr-Qi der Lunge wird es Ihnen mit Wehrhaftigkeit und Gesundheit auch in Erkältungszeiten danken.

Zu empfehlen

- **Den eigenen Lebensrhythmus** zu finden und beizubehalten ist ein wichtiger Aspekt für den Metall-Typ. Achten Sie auf eine gute Balance zwischen Arbeit und Erholung, Anspannung und Ruhe, Schlafen und Wachsein. Beobachten Sie zum Beispiel, zu welchen Tageszeiten Ihnen Arbeiten leichter von der Hand gehen, und planen Ihren Tag entsprechend. Aber lassen Sie sich nicht zu Trägheit verleiten, indem Sie bis zum Abend auf den Funken der Inspiration warten. Hier gilt es, das richtige Maß an Selbstdisziplin zu finden: einerseits die persönlichen Bestzeiten am Tag zu berücksichtigen, andererseits Arbeiten konsequent zu erledigen, wenn sie anstehen.
- **Atemübungen** sind sehr hilfreich, um den eigenen Rhythmus zu finden und zu stärken.
- **Bürstenmassagen und Sauna** kräftigen das Lungen-Qi. Gönnen Sie sich nach der Morgentoilette eine anregende Bürstenmassage. Sie entfernt abgestorbene Hautschuppen und regt die Durchblutung an. Dadurch wird Ihr Teint klarer und leuchtender, Ihr Lungen-Qi wird kräftiger. Vergleichbares gilt für regelmäßige Saunagänge. Der Wechsel von Warm und Kalt trainiert das Lungen-Qi in der Hautoberfläche und entspannt Ihr vegetatives Nervensystem, so dass Sie auch seelischen Belastungen besser standhalten können.

Therapie des Wasser-Typs

Die Kraft des Wasser-Elements liegt in der Tiefe – und dort findet sich auch seine Schwäche. Menschen mit der Stärke in dieser Wandlungsphase sind nach außen hin eher zurückhaltend und vorsichtig, anderseits versuchen sie im Hintergrund die Dinge so zu steuern, wie es ihnen gefällt. Dabei helfen die Hartnäckigkeit des Wasser-Elements, die gute Beobachtungsgabe und die ruhige Art, Dinge klug zu durchdenken. Im tiefsten Innern aber schleppt das Wasser-Element häufig dramatische Erlebnisse mit sich herum, die zu großen Ängsten führen. Die folgenden Empfehlungen können zu einer Harmonisierung der Probleme beitragen.

Akupressur

Die wichtigsten Akupressurpunkte für die Wandlungsphase Wasser liegen auf dem Nierenmeridian.

Niere 1 (NI 1)

Niere 1 liegt auf der Fußsohle, in der Kuhle zwischen den Ballen des großen und des kleinen Zehs. Dieser Punkt wird in der Chinesische Medizin als »Sprudelnde Quelle« bezeichnet. An dieser Stelle kann Ihr Körper die aus dem Boden kommende Energie aufnehmen und sich gleichzeitig gleichsam in der Erde verwurzeln. Wenn Sie Niere 1 massieren, hat dies eine sehr ausgleichende und stabilisierende Wirkung auf Ihre Energie. Sie können dabei auf verschiedene Weise verfahren:

- Für eine kräftigende, ausgleichende Wirkung massieren Sie den Punkt mit kräftigem Druck rhythmisch in raschem Wechsel von Druck und Nachgeben. So stimulieren Sie den Energiefluss im Nierenmeridian.
- Wenn Sie abends zur Ruhe kommen möchten, dann halten Sie diesen Punkt einfach mit sanftem Druck fest, ohne Massage. Überschüssige oder hochschlagende Energie wird nach unten gezogen und beruhigt. Diese zweite Form hilft gut bei Unruhe, Schlafstörungen oder erhöhtem Blutdruck.
- Sie können diesen Punkt auch sehr gut stimulieren, indem Sie anstatt der Hände eine mittelgroße Murmel oder einen Kieselstein unter Ihre Fußsohlen legen. Für eine leicht anregende Wirkung rollen Sie mit den Füßen auf und ab. Um ruhig zu werden, lassen Sie Ihre Füße

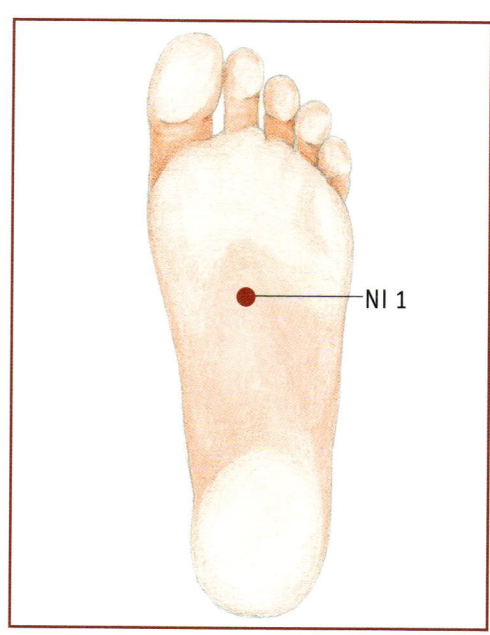

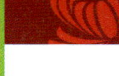

mit dem Eigengewicht einfach auf der Murmel ruhen.

Niere 3 (NI 3)

Diesen Punkt finden Sie an der Innenseite Ihres Fußes in der Mitte zwischen der Achillessehne und dem höchsten Punkt des Innenknöchels. Er ist bei vielen Menschen sehr druckempfindlich. Massieren Sie ihn in sachten Kreisbewegungen.

Niere 27 (NI 27)

Niere 27 liegt in der Kuhle unterhalb des Schlüsselbeins zu beiden Seiten des Brustbeins. Er kann emotional ausgleichend wirken, wenn Sie aufgeregt sind oder sich erschrocken haben. Sie können beide Seiten gleichzeitig massieren, wenn Sie Daumen und Mittelfinger einer Hand nehmen und dann etwas Druck in die Vertiefung ausüben.

Ernährung

Das Wasser-Element ist von Natur aus von einer gewissen Kühle, es repräsentiert die tiefen Strukturen im Körper. Wasser und Kühles sind chinesische Yin-Ener-

gien. Damit das Yin nicht stagniert und die aktiven Lebensenergien ausbremst, sind für den Wasser-Typ wärmende Nahrungsmittel wichtig.

Wärmend heißt hier zweierlei: Zum einen sollten Sie grundsätzlich erwärmte und gekochte Speisen bevorzugen. Zum anderen gibt es bestimmte Nahrungsmittel, die durch ihre Yang-Natur die Energien des Wasser-Typs wärmen und kräftigen können. – Außerdem gibt es Nahrungsmittel, die zusätzlich auch das Yin unterstützen, diese sollten nur ab und zu oder unter Aufsicht eines Arztes verwendet werden.

■ Walnüsse: Ihre Form erinnert an die Windungen eines Gehirns. Mark und

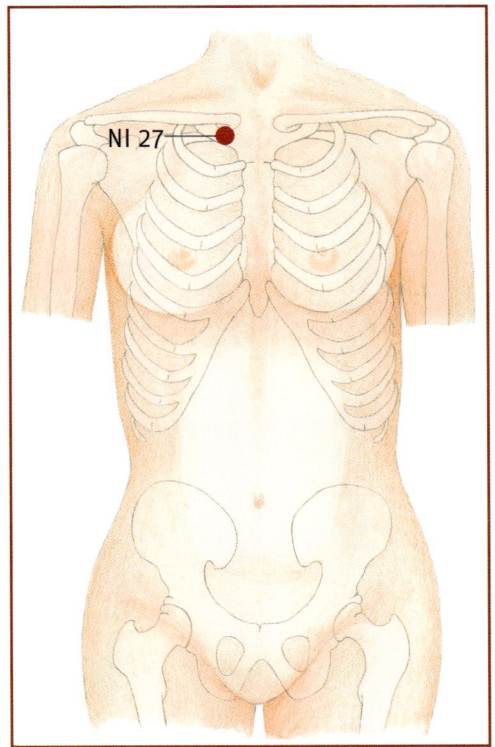

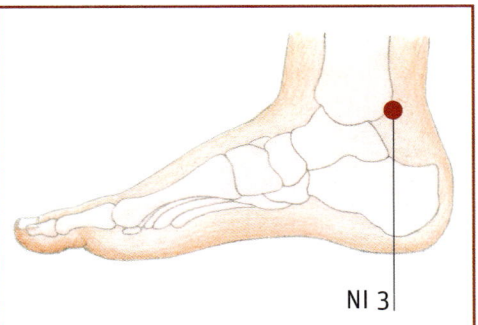

Hirnsubstanz sind in der Chinesischen Medizin Anteile des Elements Wasser. Walnüsse sind ein wunderbarer Zwischensnack. Wenn Sie sie roh essen, regen sie durch ihren Ölgehalt die Verdauung an. In der Pfanne leicht geröstete Walnüsse geben Nudelgerichten eine feine Note.

- Maronen sind wie Walnüsse ein idealer Snack. Sie stützen das Wasser-Element, spenden wohltuende Wärme von innen und kräftigen die Nierenenergie.
- Wild- und Lammfleisch zählt ebenfalls zu den wärmenden, stützenden Nahrungsmitteln. Es hat Yang-Charakter und ist damit für Wasser-Typen mit Schwäche und Kälteempfinden sehr zu empfehlen. Wenn Sie unter einem schwachen Rücken mit Schmerzen oder Kältegefühl im unteren Rücken leiden, werden Sie die wohltuende Wirkung rasch spüren.
- Ein ausgewogenes und sehr bewährtes Kräftigungsmittel ist Hühnerfleisch. Die von alters her als Hausmittel empfohlene Hühnersuppe ist ein gutes Heilmittel nach einer Geburt oder in der Rekonvaleszenz nach Erkrankungen. Für eine intensivere Wirkung können Sie auch eine Handvoll chinesischer Heilkräuter (z. B. Bocksdornfrüchte, siehe Seite 137) hinzufügen.
- Seefisch und Meeresfrüchte haben durch ihren leicht salzigen Geschmack einen Bezug zum Wasser-Element. Als ausgewogen gelten Fisch und Muscheln. Wenn Sie mehr wärmende Stützung benötigen, greifen Sie zu Krabben, Garnelen oder Langusten. Sie sind, wie das Wildfleisch, kräftige

Unterstützer des Nieren-Yang, des aktiven Energieanteils im Wasser-Element.

- Als Getreide kräftigt vor allem die Hirse das Wasser-Element.
- Die Weihnachtszeit verbinden wir mit dem Duft von Zimt und Nelken. Wir verwenden diese Gewürze mit gutem Grund, denn Zimt, Nelken und auch Kardamom sind wunderbare Gewürze für den geschwächten, eher kalten Wasser-Typ. Zimt wirkt am kräftigsten, die beiden anderen sind etwas milder. Verwenden Sie beispielsweise etwas Zimtrinde, um im Winter Ihren Hirsebrei abzuschmecken. Nicht ganz so erwärmend, geschmacklich aber wunderbar ist Delifrut® aus dem Reformhaus.

Heilwein für die Nierenenergie

Zutaten
*30 g Teufelszwirnsamen
(Semen Cuscutae)
20 g Schisandrafrüchte
(Fructus Schisandrae)
1/2 l Alkohol (mind. 40 %, z. B. Wodka,
Cognac oder Branntwein)*

1. Die Samen und die Früchte in einem Mörser zerquetschen und in ein Gefäß geben. Alles mit dem Alkohol übergießen, fest verschließen und die Mischung eine Woche an einem lichtgeschützten Ort stehen lassen, einmal täglich schütteln. Den Heilwein abseihen und in eine Flasche füllen.

2. Davon zweimal täglich 10 Milliliter einnehmen.

Info: Dieser Heilwein stützt ausgewogen sowohl das Nieren-Yang als auch das Yin. Er hilft, Stabilität zu finden, und kann Sie darin unterstützen, sich Ihren Ängsten zu stellen. Gleichzeitig beruhigt er auf sanfte Weise und ist bei Schlafstörungen hilfreich. Körperlich wirkt er allgemein tonisierend und kräftigt Rücken und Beine.

Tipp: Diese Heilkräuter bekommen Sie in einer TCM-Apotheke, oder Sie bitten Ihren TCM-Arzt, Ihnen eine Verordnung auszustellen.

Wärmende Lammpfanne

Zutaten
100 g Lammnieren
100 g Lammleber
100 g Lammfilet
1 EL Mehl
3 EL Sojasoße
1 EL Reiswein
1 TL Essig
1 EL Speisestärke
50 ml Brühe
75 ml Erdnussöl
1 EL feingehackter Ingwer
1 EL feingehackter Lauch

1. Die dünne, weiße Haut von den Nieren abziehen. Die Nieren der Länge nach halbieren und aus der Mitte jeder Hälfte den harten Kern und das Fett herausschneiden. Dann die Nieren horizontal in papierdünne Scheiben schneiden. Lammleber und -filet waschen und in Scheiben schneiden.

Mehl in eine Schüssel geben und Nieren-, Leber- und Filetscheiben darin gut wälzen.

2. In einer anderen Schüssel Sojasoße, Reiswein, Essig, in etwas Wasser aufgelöste Speisestärke und Brühe verrühren.

3. Das Öl in einem Wok erhitzen. Leber-, Nieren- und Filetscheiben hineingeben und bei starker Hitze eine Weile unter Rühren braten; dann herausnehmen. Nun Ingwer und Lauch in den Wok geben und unter Rühren kurz braten.

4. Dann das Fleisch wieder dazugeben, sofort die Würzmischung darübergießen und alles unter Rühren so lange weiterköcheln, bis die Flüssigkeit eingedickt ist.

Info: Dieses angenehm wärmende und kräftigende Gericht stützt die Wandlungsphase Wasser.

Hirsebrei mit Zimt

Zutaten
1 Tasse Hirse
1/2 Zimtstange
Reis- oder Sojamilch
Rosinen nach Belieben

1. 1 Tasse Hirse mit 2 Tassen Wasser etwa 25 Minuten kochen, bis die Körner gar sind. Die Hirse bleibt angenehm bissfest.

2. Nach gut 20 Minuten die Zimtstange hinzufügen und für 3 bis 5 Minuten mitköcheln lassen.

3. Die Zimtstange herausnehmen und den Hirsebrei mit heißer Reis- oder Sojamilch aufgießen. Die Menge hängt von der gewünschten Konsistenz des Breis ab. Nach Belieben Rosinen dazugeben.

Info: Hirsebrei mit Zimt ist ein hervorragendes Frühstück für den Wasser-Typ und besonders in der kalten Jahreszeit ein idealer wärmender und kraftspendender Start in den Tag.

Mandel-Nuss-Porridge

Zutaten
30 g geschälte, zerkleinerte Walnüsse
Öl
30 g geschälte Mandeln
100 g Reis
50 g brauner Zucker

1. Die Walnüsse in einer Pfanne mit etwas Öl leicht anrösten, bis sie eine goldbraune Färbung annehmen.

2. Nüsse und Mandeln mit 1/4 Liter Wasser in einen Mixer geben und zerkleinern.

3. Die Mischung zusammen mit Reis und Zucker in einen Topf geben und bei mittlerer Hitze zu einem Porridge kochen. Nach Bedarf etwas Wasser hinzufügen.

Info: Dieser Porridge kräftigt sowohl die Nieren- als auch die Lungenenergie. So eignet er sich für Wasser- und Metall-Typen gleichermaßen. Besonders zu empfehlen auch bei milden asthmatischen Beschwerden.

Kraftsuppe für Nieren und Leber

Zutaten
15 g gekochte Longanfrüchte
(oder 50 g frische Früchte)
15 g Rosinen
15 g chinesische Dattelfrüchte
15 g Bocksdornfrüchte
1 Ei
3 EL brauner Zucker

1. Longanfrüchte und Rosinen klein schneiden. Die Datteln entkernen und ebenfalls klein schneiden.

2. 3/4 Liter Wasser zum Kochen bringen und alle Früchte inklusive der Bocksdornfrüchte hineingeben. Das Ganze etwa 20 Minuten auf kleiner Flamme köcheln lassen.

3. Die Suppe vom Herd nehmen. Das Ei verquirlen und zusammen mit dem Zucker in die nicht mehr kochende Suppe rühren.

Info: Die Suppe stützt die Wandlungsphasen Wasser und Holz. Aus TCM-Sicht ergänzt sie das Blut und verbessert die Konstitution sowie die geistigen Funktionen und stabilisiert so die Seele.

Heilkräuter und Tees

Das Heilmittel der Wahl für den Wasser-Typ sind Bocksdornfrüchte. Diese lassen sich auf verschiedene Weise einsetzen.

Bocksdornfrüchte (Fructus Lycii, Gouqizi)

Diese kleinen roten Beeren sind hübsch anzusehen und wahre Schatzkammern an Vitaminen und Mineralien. Darüber hinaus sind sie in der Chinesische Medizin ein hochgeschätztes Mittel, um die Energie der Nieren (= Wasser-Element) und der Leber (= Holz-Element) zu kräftigen. Sie sind ausgewogen und bekömmlich, so dass sie über einen längeren Zeitraum unbedenklich eingesetzt werden können. Die Beeren gibt es abgepackt in gut sortierten Asialäden. Wenn Sie gerne Kräuter- oder grünen Tee trinken, geben sie einen halben Teelöffel voll Beeren mit in die Tasse, und essen Sie sie nachher mit.

Meditation und Qigong

Im Kontakt mit den Elementen bekommen Sie ein neues Gefühl für sich und Ihren Platz in dieser Welt.

Unterstützungsmeditationen

Die folgenden Übungen soll Sie dazu anregen zu erleben, dass Sie immer und überall Unterstützung erfahren. Wenn Sie das nächste Mal schwimmen gehen, machen Sie den toten Mann. Konzentrieren Sie sich darauf, wie das Wasser Sie trägt und stützt. Spüren Sie, wie es Ihren Körper umschmeichelt? Es fühlt sich so weich an, und doch kann es Ihren ganzen Körper tragen. Geben Sie sich dieser stützenden Kraft einen Moment lang ganz hin. Nehmen Sie dieses Gefühl mit in Ihren Alltag. Wenn Sie sich das nächste Mal haltlos fühlen, rufen Sie sich diese Erfahrung wieder in Ihr Gedächtnis zurück.

Diese unterstützende Energie erhalten Sie auch auf festem Boden. Machen Sie einen Spaziergang in der Natur. An einer Stelle, wo Sie unbeobachtet sind, legen Sie sich mit Ihrem ganzen Körper bäuchlings auf den Boden. Ihre Stirn ruht dabei auf der blanken Erde oder auf dem Gras. Lassen Sie nun all die Last, die auf Ihren Schultern ruht, in die Erde abfließen. Geben Sie Ihre Schwere, ihre Sorgen,

Klassische Heilkräuterrezepturen

Diese klassischen Verordnungen für das Wasser-Element dürfen nur in enger Absprache mit einem TCM-Arzt und nach einer entsprechenden Diagnose eingenommen werden.

- Das »Rehmannia-Dekokt der sechs Geschmacksrichtungen« kräftigt das Yin der Wandlungsphase Wasser. Es ist besonders geeignet bei Wechseljahresbeschwerden.
- Die »Nach rechts gehende Pille«. Mit rechts werden hier die aktiven Yang-Energien bezeichnet, womit die aktiven Energien kräftig gestützt werden.

Ihre Traurigkeit oder auch Ihren Zorn in den Boden ab. Nehmen Sie sich dafür Zeit. Nach einer Weile werden Sie spüren, wie Sie ruhiger, leichter werden. Nun nehmen Sie wahr, wie die Erde Sie trägt. Der Boden gibt Ihrem ganzen Köper und Ihrer Seele Halt. Gehen Sie in Ihrem geistigen Auge die Punkte durch, an denen Sie den Kontakt zum Untergrund spüren. Die Erde trägt Sie, Sie sind niemals allein und niemals ohne diese Unterstützung. Auch für den Erde-Typ ist diese Übung sehr empfehlenswert, weil sie Erdung vermittelt und Kraft gibt.

Qigong – Stehen wie ein Baum

Diese Übung entfaltet ihre Wirkung am besten, wenn Sie sie in der freien Natur ausführen. Besonders gut ist es, wenn Sie in der Nähe eines starken und gesunden Baums üben.
Stellen Sie sich entspannt hin, die Knie sind leicht gebeugt. Das Becken kippt ein wenig, so als ob Sie im Begriff wären, sich hinzusetzen. Befestigen Sie in Ihrer Vorstellung einen Faden an der Spitze Ihres Kopfes, der sanft nach oben zieht. Dadurch streckt sich Ihre Halswirbelsäule ganz natürlich. Die Zunge liegt sanft am Gaumen.
Nun stellen Sie sich vor, wie Ihre Beine beginnen, in die Erde Wurzeln auszusenden. Fangen Sie bei Ihren Knien an, gehen Sie über die Knöchel zu den Sohlen, und von da lassen Sie Ihre Wurzeln immer tiefer in das Erdreich wachsen. Bleiben Sie etwa 15 Minuten bei dieser Vorstellung. Sollten Sie von anderen Gedanken abgelenkt werden, hören Sie nicht auf, sondern schicken Sie diese

Gedanken einfach weg, und kehren Sie zu Ihrer Vorstellung zurück. Anschließend werden Sie sich deutlich erfrischt und gekräftigt fühlen.
Wenn Sie diese Übung regelmäßig praktizieren – ideal sind 15 Minuten täglich –, können Sie spüren, wie dabei Ihre Fußsohlen warm werden. Später kann dann ein Wärmegefühl in den Beinen und im gesamten Körper dazukommen. Lassen Sie sich aber nicht gleich entmutigen, wenn Sie zu Beginn nur müde Beine bekommen, das ist völlig normal.

Tipps für die Seele

Die folgenden Tipps sollen Ihnen helfen, mit Ihrer Angst umzugehen. Wenn Ihnen jedoch – wie im Kapitel »Angst aus chinesischer Sicht« beschrieben – Momente begegnen, die Ihnen sehr zu schaffen machen, dann zögern Sie nicht, sich die Unterstützung eines geschulten Fachmanns zu suchen. Vielleicht haben Sie durch die Beschäftigung mit den Themen des Wasser-Elements sehr alte, tiefliegende Prozesse angestoßen, die nun gelöst werden möchten. Die Verbindung von TCM und einer entsprechenden Therapie kann dann besonders gut geeignet sein, um solche alten Traumata zu verarbeiten und zu lösen.

Nachdenken überwindet die Angst

Wenn Sie unter Ängsten leiden, können Sie diese durch Nachdenken kontrollieren. Die Chinesische Medizin nennt das entsprechend dem Kontrollzyklus der fünf Elemente: Erde (Denken) hält Wasser (Angst und Furcht) im Zaum.

Haben Sie beispielsweise Angst vor Spinnen, dann denken Sie scharf nach. Wie groß ist die Spinne, und wie groß sind Sie im Verhältnis? Wo leben Sie? Wenn Sie nicht irgendwo in den Tropen leben, was kann Ihnen die Hausspinne antun? Und was hat die Spinne bei Ihnen zu Hause getan, als Sie sie gesehen haben? Mit großer Sicherheit hat die Spinne blitzartig die Flucht ergriffen … Wenn Sie solcherart in Ruhe nachdenken, kann Ihre Angst nachlassen.

Halten Sie sich zudem vor Augen, dass Sie es – trotz mancherlei Ängsten – in Ihrem Leben bis zum heutigen Tag geschafft haben! Sie haben überlebt, und Sie wurden nicht in die Knie gezwungen – das ist hervorragend und zeigt Ihnen, wie groß Ihre Widerstandskraft und die Energie Ihres Wasser-Elements ist. Diese Beispiele sollen verdeutlichen, wie Sie mit Hilfe der Fünf-Elemente-Lehre mit Nachdenken Ihre Ängste beeinflussen können.

Urvertrauen, Rückhalt und Geborgenheit

Für den Wasser-Typ ist es besonders wichtig, einen neuen Umgang mit Angst und alten Schockerlebnissen zu erlernen. Damit Sie diesen Weg Schritt für Schritt meistern, empfehlen wir Ihnen eine Doppelstrategie.

Als Erstes ersetzen Sie Angst durch Vertrauen und innere Stabilität. Natürlich hilft es nicht, sich einfach zu sagen: Ich habe keine Angst. Solcherlei falsch verstandenes »positives Denken« ist leider irreführend. Nein, uns geht es vielmehr darum, dass Sie wieder Zugang zu Ihren Ressourcen finden. Denn diese tief verwurzelten und kraftvollen Energien helfen Ihnen ganz entscheidend, einen ruhenden Pol in Ihrem Selbst zu finden. Entdecken Sie Ihre Herkunft und Ihre Familienbande neu! Stellen Sie ganz bewusst den Bezug zu Ihrer Ahnenreihe her. Das kann einerseits ein innerliches Gewahrwerden sein, dass Sie sich beispielsweise alte Fotos ansehen oder einen Stammbaum erstellen. Sie sehen dann bildlich, dass Sie ein Glied in einer langen Kette sind. Visualisieren Sie dann in einer kleinen Meditation, dass alle Ihre Ahnen als geschlossene Gruppe »hinter Ihnen stehen« und Ihnen den Rücken stärken. Versuchen Sie, dies intensiv für sich zu erspüren, und merken Sie sich dieses Gefühl des »Gestützt-Werdens« in Ihrem Inneren. Wann immer in Zukunft Angst auftaucht, rufen Sie dieses Gefühl von Sicherheit in der Ahnenreihe wieder auf. Wahrscheinlich wird die Angst dadurch nicht verschwinden. Sie werden aber feststellen, dass die unangenehmen Begleiterscheinungen auf ein normales und erträgliches Maß schrumpfen. Sie werden aus der Erstarrung herausfinden und sich nicht mehr so klein und überwältigt fühlen. Mit Ihrer Ahnenreihe im Rücken können Sie der Angst die Stirn bieten und wieder aktiv ins Handeln kommen.

Als Zweites pflegen Sie unbedingt Ihre guten, langjährigen Freundschaften. Sie können Ihnen ebenfalls diesen tiefen Rückhalt im Leben geben, der für die Ahnenreihe beschrieben wurde. Trauen Sie sich aber auch, bei Ihren Freunden Unterstützung anzufordern. Egal ob

Sie Helfer für Ihren Umzug benötigen oder ob Sie von Angst bedrängt werden. Sprechen Sie es offen an, und bitten Sie Ihre Freunde (oder natürlich die Mitglieder Ihrer Familie) um Rat, Hilfe und Unterstützung. Auf diese Weise knüpfen

Sie sich ein Netz, das Ihrem Leben Halt und Ihrer Seele Geborgenheit gibt. Denn Sie lassen dadurch die Einsamkeit, die dem Wasser-Element so schadet, hinter sich und begeben sich in die mitmenschliche, kraftspendende Wärme.

Grundsätzliche Ratschläge für den Wasser-Typ

Zu vermeiden

- **Meiden Sie Kälte!** Die Nieren und die Blase verabscheuen Kälte. Sie bremst unsere Dynamik und kann unsere Kräfte buchstäblich erstarren lassen. Das gilt vor allem für klimatische Einflüsse von außen, durchaus aber auch im übertragenen Sinn für unser menschliches Miteinander. Kaltes und hartes Verhalten schadet dem Wasser-Element und treibt es weiter in die Isolation. Pflegen Sie einen warmen Kontakt, und sehen Sie Ihre Mitmenschen mit freundlichem Blick und ohne Urteil.
- **Ein Tipp für die Männer:** Die Samenflüssigkeit wird von der Chinesischen Medizin als »wertvoller Saft« und als Essenz der Niere, also des Wasser-Elements angesehen. Für die Herstellung des Samens sind große Mengen wertvolle Energie notwendig. Gehen Sie daher sorgsam damit um, und beschränken Sie Ihre Ejakulationen. Genießen Sie den Sex mit Ihrer Partnerin auch mal, ohne »zu kommen«, und verzichten Sie auf Masturbation.

Zu empfehlen

- **Achten Sie auf ausreichend Schlaf.** Im Schlaf regeneriert Ihr Körper wichtige Energiereserven, gerade auch des Wasser-Elements. Denn die Nacht wird in der Chinesischen Medizin als Quelle des Yin und der Erneuerung betrachtet. So sind gerade die Stunden um Mitternacht als »tiefstes Yin« besonders wertvoll. Die Gesamtdauer des Schlafes ist aber individuell unterschiedlich. Wenn Sie am Morgen fit und ausgeruht erwachen, haben Sie alles richtig gemacht. Wenn Sie oft nachts lange auf sind oder arbeiten müssen, sollten Sie versuchen, dies durch besonders regelmäßigen und ausreichenden Schlaf in der übrigen Zeit auszugleichen.
- **Gutes, am besten stilles Quellwasser trinken.** Wenn Sie mehr zu Kälte und Rückzug neigen, bevorzugen Sie heißes Wasser. Wasser nährt logischerweise sein eigenes Element, es hilft aber auch Blockaden und Erstarrungen zu erweichen.

Literaturempfehlungen

Engelhardt, Ute/Hempen, Carl-Hermann: *Chinesische Diätetik,* Urban & Fischer 2006

Engelhardt, Ute/Nögel, Rainer: *Rezepte der chinesischen Diätetik,* Urban & Fischer 2008

Han Yazhou, Zhou Chuncai u.a.: *Huangdi Neijing, Bildergeschichten über die Gesunderhaltung,* Delphin 2005

Hempen, Carl-Hermann: *Die Medizin der Chinesen,* Goldmann 2007

Hempen, Carl-Hermann: *DTV-Atlas Akupunktur,* dtv 2001

Hollweg, Petra: *Gleichgewicht für die Seele,* Knaur 2007

Weinmann, Marlene: *Schmerzfrei durch Fingerdruck,* Knaur 2009

Bodhipaksa: *Entspannung, Annahme & Einsicht: Geführte Meditation.* Audio-CD, Goldmann 2005

Sachregister

A

Agoraphobie 19
Akupressur 81, 82
Akupunktur 10
Angst 12, 19 ff.,
 aus chinesischer Sicht 43 ff.
  Angst ohne Ursache 43
  Angst um das eigenen Leben 43
  Erde 44 ff.
  Holz 46 ff.
  Wasser 43
  Weg aus der Angst 44, 48
Angststörungen 19, 20
Arzneimitteltherapie 10

B

Bewegungstherapie 11, 85

D

Depression 12, 22 ff.
 aus chinesischer Sicht 49 ff.
  Erde 51 ff.
  Holz 50, 51
  Metall 53 ff.
 Behandlung 25
 endogene 23
 Formen 22
 mittelschwere 22
 psychogene 23
 schwere 23
 somatogene 23
 Symptome 23, 24
 Ursachen 24, 25
Diätetik 10
Disstress 15

E

Elemente 59 ff.
 Test 59ff.
 Testauswertung 71 ff.
 Therapie 79 ff.
Emotionen als Krankheitsursachen 42
Energiestörungen 27
Energietypen 58 ff.
Erde 34 ff., 65 f.
Erde-Typ 74
 Akupressur 111 ff.
 Meditation und Qigong 117 f.
 Ernährung 113 ff.
 grundsätzliche Ratschläge 121
 Heilkräuter und Tees 115 ff.
 Tipps für die Seele 118
 Therapie 111 ff.
Ernährungslehre, chinesische 82 ff.
Eustress 15
Exposition 21

F

Feuer 34, 63 f.
Feuer-Typ 73
  Akupressur 102 ff.
  Ernährung 104 ff.
  grundsätzliche Ratschläge 110
  Heilkräuter und Tees 106 ff.
  Meditation und Qigong 108
  Tipps für die Seele 108
  Therapie 102 ff.
Fünf Elemente 30, 31

G

Generalisierte Angststörung 20
Gesundheitskompass 79 ff.
Getreide 84
Gleichgewicht, seelisches 79

H

Heilkräuter 84 f.
Holz 32 ff., 60 ff.
Holz-Typ 72
  Akupressur 86 ff.
  Bewegung und Meditation 96 ff.
  Ernährung 89 ff.
  grundsätzliche Ratschläge 101
  Heilkräuter und Tees 91 ff.
  Holz-Ernährungskur 90
  Störungen im Qi-Fluss 93
  Tipps für die Seele 98
  Therapie 86 ff.
Huangdi Neijing 6, 40

L

Lebensenergie siehe Qi

M

Meridiane 6
Metall 36 f., 67 f.
Metall-Typ 76
  Akupressur 123 f.
  Atmen und Qigong 129 f.
  Ernährung 124 ff.
  grundsätzliche Ratschläge 131
  Heilkräuter und Tees 127 ff.
  Tipps für die Seele 130
  Therapie 123 ff.

N

Nahrungsmittel 83
Niedergeschlagenheit 22

P

Panikattacke 46
Panikstörung 20
Phobien, spezifische 20
Porridge, Grundrezept 83
Psychische Störungen, Vererbung 5
Pulsdiagnose 41

Q

Qi 6, 27, 49, 81

R

Reihenfolge der Hervorbringung 31, 32
Reihenfolge der Kontrolle 39 ff.
  psychische Faktoren 40

S

Seelenhelfer siehe zwölf Seelenhelfer
soziale Phobie 20
Stress 12, 15 ff.
  als Überlebensfaktor 15
  Analyse 18
  aus chinesischer Sicht 4 ff.
    Holz 41
    Metall 42
  Gefahren 21
Stressreaktion 16, 19

T

TCM-Rezepte, klassische 85
Tee 84, 85
Temperaturverhalten der Nahrung 82
Traditionelle Chinesische Medizin 8 ff.
  Energiestatus 8
  fünf Säulen 10, 11
  persönliche Therapie 9
Trauer 54 ff.
Trauerphasen 55
Tuina 11
Typ-Kombinationen
  Erde–Metall 75
  Feuer–Erde 74, 122
  Holz–Erde 73, 100 f.

V

Verhaltenstherapie 21
Verstimmungen, depressive 22
  Unterschiede der Wandlungsphasen 57

W

Wandlungsphasen 30, 81
  und fünf Elemente 32 ff.
Wasser 37ff., 69f.
Wasser-Typ 77
  Akupressur 132 f.
  Meditation und Qigong 137
  Ernährung 133 ff.
  grundsätzliche Ratschläge 140
  Heilkräuter und Tees 137
  Tipps für die Seele 138
  Therapie 132 ff.

Y

Yin und Yang 28 ff., 81, 83
  fünf Phasen 30
  Ungleichgewicht 29

Z

zwölf Seelenhelfer 25

Rezeptregister

C

Chrysanthementee 94

D

Dekokt aus Süßholz, Weizen und
  Datteln 107
Dekokt für ein starkes Herz und einen
  ruhigen Geist122

E

Enzianwurzeltee 95

H

Heilkräuterrezept, klassisches 117
Heilwein für depressive Verstimmung 91

Heilwein für die Nierenenergie 134
Heilwein zur Stärkung der Seele 127
Hirsebrei mit Zimt 135

K

Kraftsuppe für Nieren und Leber 138
Kräuterpaste 116
Kräuterrezept, klassisches 128
Kürbissuppe mit Kartoffeln, Möhren
  und Ingwer 114

L

Leber-Tee aus heimischen Kräutern 96
Lungen-Tee 127

M

Mandel-Birne-Apfel-Shake 129
Mandel-Nuss-Porridge 136

P

Pfefferminztee 94
Porridge mit fossilen Knochen 106
Porridge mit Mandarinenschalen 90
Porridge mit Osmanthusblüten 115
Porridge mit Seidenakazienblüten 91
Porridge mit Tragantwurzel 126
Pulver der heiteren Ungebundenheit 95

Q

Qi-Tee 116

R

Rosenblütentee 94

S

Salat für ein kühles Herz 105
Seidenakazienblütentee 94
Shrimps mit Schlangenbartwurzel 125

T

Tee aus Longanfrüchten und Ginseng 107

W

Wärmende Lammpfanne 135
Weizen-Porridge 106

Impressum

Wichtiger Hinweis

Die im Buch veröffentlichten Ratschläge wurden mit größter Sorgfalt von Verfassern und Verlag erarbeitet und geprüft. Eine Garantie kann jedoch nicht übernommen werden. Ebenso ist eine Haftung der Verfasser bzw. des Verlages und seiner Beauftragten für Personen-, Sach- oder Vermögensschäden ausgeschlossen.

Bildnachweis
Umschlagfoto: gettyimages
Zeichnungen: Gisela Rüger, München

Bibliografische Information der Deutschen Nationalbibliothek
Die Deutsche Nationalbibliothek verzeichnet diese Publikation in der Deutschen Nationalbibliografie; detaillierte bibliografische Daten sind im Internet über http://dnb.d-nb.de abrufbar.

Projektleitung: Franz Leipold
Redaktion: Annette Gillich-Beltz, Essen
Herstellung: Veronika Preisler
Bildredaktion: Sylvie Busche (Ltg.), Markus Röleke
Umschlaggestaltung, Layout und Satz: griesbeckdesign, München
Reproduktion: Repro Ludwig, A-Zell am See
Druck und Bindung: Druck und Bindung: Grafisches Centrum Cuno GmbH & Co KG, Calbe

Printed in Germany

ISBN 978-3-8304-3691-1

5 4 3 2 1